Jules DULAC

INGÉNIEUR DES ARTS ET MANUFACTURES

L'AIR

EFFETS DE SON IMPURETÉ

SUR

LA SANTÉ

PRINCIPES D'HYGIÈNE
MOYENS DE PROLONGER LA VIE
DANGERS A ÉVITER
NOS ENNEMIS INVISIBLES

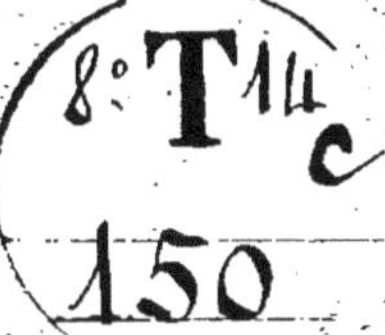

PARIS

LIBRAIRIE POLYTECHNIQUE, CH. BÉRANGER, ÉDITEUR

SUCCESSEUR DE BAUDRY ET Cie

15, RUE DES SAINTS-PÈRES, 15

MAISON A LIÈGE, 21, RUE DE LA RÉGENCE

1909

L'AIR

EFFETS DE SON IMPURETÉ

SUR

LA SANTÉ

E parvis magna.
E minimis maxima.

Les petits ruisseaux
Font les grandes rivières.

JULES DULAC
INGÉNIEUR DES ARTS ET MANUFACTURES

L'AIR
EFFETS DE SON IMPURETÉ
SUR
LA SANTÉ

PRINCIPES D'HYGIÈNE
MOYENS DE PROLONGER LA VIE
DANGERS A ÉVITER
NOS ENNEMIS INVISIBLES

PARIS

LIBRAIRIE POLYTECHNIQUE, CH. BÉRANGER, ÉDITEUR
SUCCESSEUR DE BAUDRY et Cⁱᵉ
15, RUE DES SAINTS-PÈRES, 15
MAISON A LIÈGE, 21, RUE DE LA RÉGENCE

1909

PRÉFACE

Il n'y a pas d'effet sans cause, et le hasard
n'est qu'une fiction; il n'est, comme l'a dé-
fini un philosophe, que la cause ignorée
d'un effet connu. Si trop souvent il nous
arrive de constater un fait sans pouvoir lui
attribuer une cause admissible, c'est que
cette cause nous échappe; et notre incapa-
cité à la reconnaître est due, dans beaucoup de cas, à ce que nous refusons de la
considérer comme agissante, en raison de
la minime importance que nous lui attribuons. Nous oublions que les petits ruisseaux font les grandes rivières. La masse
d'eau qui constitue l'océan ne se compose-

t-elle pas de gouttes d'eau, qui se divisent elles-mêmes en un nombre infini de parcelles impondérables. Ce sont en réalité ces parcelles, en apparence négligeables, qui, par leur réunion, deviennent susceptibles de produire des effets souvent désastreux. De même ce sont souvent des forces, dont l'intensité ou la valeur individuelle échappe à nos moyens d'appréciation, tant elles sont minimes, qui, par leur association ou leur action répétée, constituent finalement des agents d'une puissante énergie.

Suivant l'exemple de l'astrologue de la fable, nous nous égarons facilement dans des observations lointaines en négligeant d'envisager ce qui nous touche immédiatement et sans cesse. Nous y trouverions pourtant, dans beaucoup de cas, l'explication simple de faits dont nous ne faisons que fausser l'interprétation en la compliquant

inutilement. Cette négligence s'explique
par l'habitude de regarder comme tout
naturel et normal ce qui se passe depuis
longtemps de la même manière et de n'attribuer que peu ou point d'influence à des
causes minimes que nous ne savons pas
rattacher à leurs effets, tant il semble y
avoir disproportion entre ces effets et ces
causes.

Ayant failli nous-même être victime de
cette indifférence, nous croyons faire œuvre
philanthropique en essayant de vulgariser
les observations et les résultats des recherches auxquelles nous avons été amené à
nous livrer pour étudier et élucider une
question qui intéresse au plus haut degré
chacun de nous. Il s'agit de l'influence que
peuvent avoir sur l'hygiène et la santé les
appareils de chauffage et de combustion
situés soit dans l'habitation même, soit
dans son voisinage plus ou moins immédiat.

Des drames retentissants attirent de temps en temps l'attention sur cette même question, mais en la limitant dans le cadre très restreint de cas extrêmes. Les faits divers des journaux signalent les méfaits de l'oxyde de carbone lorsque l'évidence de son absorption à dose massive n'est pas discutable et que la mort rapide de ses victimes ne laisse aucun doute sur son interprétation. Mais combien de cas restent ignorés, dans lesquels l'action lente et répétée de ce toxique, tout en étant, sinon l'unique, du moins la principale cause de l'issue fatale de diverses maladies, ne se distingue pas de manière évidente. Elle se trouve ainsi dégagée de toute responsabilité qu'on attribue bien plus volontiers et uniquement à ces mêmes maladies dont les caractères visibles absorbent seuls l'attention.

Notre travail a pour objet d'examiner les

trop nombreuses circonstances dans lesquelles cette action se produit presque constamment. Il n'a en vue aucune réclame. Son but est exclusivement humanitaire. Bien qu'il s'appuie sur des données scientifiques, des lois physiques et physiologiques, nous avons fait en sorte de mettre le plus possible notre langage à la portée de tous, en traitant notre sujet de façon élémentaire. Nous espérons qu'il pourra néanmoins intéresser certains lecteurs plus érudits par quelques aperçus qui ont pu leur échapper jusqu'ici, et nous désirons vivement faire partager au plus grand nombre notre profonde et sincère conviction qu'il n'est peut-être pas de question d'hygiène plus importante et d'un intérêt plus général et plus constant. Cette conviction résulte pour nous de constatations multiples et journalières, qui ne font d'ailleurs que confirmer le raisonnement s'appuyant sur des vérités techniques indiscutables.

Quelque aride et fastidieux que paraisse le sujet, nous souhaitons que la lecture de notre travail puisse trouver bon accueil.

Notre satisfaction serait grande si, suffisamment compris, il pouvait aider à provoquer la réforme d'erreurs et d'usages défectueux dont la pratique inconsciente, compromettant si fatalement la santé de chacun, détermine ou favorise le développement de toutes les maladies et contribue, dans une large mesure, à l'œuvre de la dépopulation.

Pour faciliter à ceux de nos lecteurs moins initiés l'intelligence de certaines expressions et explications, nous avons rédigé quelques notes qu'ils trouveront à la fin de cet opuscule (p. 225 à 230).

L'AIR

EFFETS DE SON IMPURETÉ SUR LA SANTÉ

CHAPITRE PREMIER

ROLE DE LA RESPIRATION. — SES LOIS MATHÉMATIQUES

Respiration. — La respiration est la fonction primordiale de laquelle dépendent toutes nos autres fonctions. Ce n'est pas par désœuvrement et comme simple passe-temps que nous respirons sans cesse, introduisant dans nos poumons l'air au milieu duquel nous vivons et rejetant hors de ces mêmes poumons le produit de sa transformation provenant du travail continu qu'il opère en tous les points de nos tissus par l'intermédiaire de la circulation sanguine. Nous ne saurions nous soustraire à cette obligation de respirer et l'interruption de cette fonction essentielle entraîne fatalement la cessation de la vie.

Lois mathématiques. — Comme tous les phénomènes de la nature, ceux de la respiration sont soumis à des lois mathématiques absolues et la moindre infraction à l'une quelconque de ces lois a pour conséquence immédiate un trouble plus ou moins important des fonctions qui dépendent d'elles. Ce trouble peut échapper à notre observation; mais il se produit quand même mathématiquement malgré l'insuffisance de nos moyens de constatation. Lorsque, trop léger pour être manifeste, il se renouvelle plus ou moins fréquemment ou d'une façon plus ou moins continue, ses effets peuvent, en s'accumulant, devenir appréciables. C'est leur somme que nous constatons alors et nous pouvons être portés à en attribuer le résultat final à une cause inexacte, qui, satisfaisant notre raisonnement, nous paraît admissible, tandis que la cause réelle, minime en apparence, échappe à nos investigations.

Or, nous sommes constitués et organisés pour vivre normalement dans un air formé d'éléments utiles déterminés et dosés en proportions précises. Il ne nous suffit pas plus d'être placés au sein d'un air de composition quelconque qu'il ne convient à un poisson d'être plongé dans un liquide quelconque. Le poisson pourrait nager dans un bain d'huile ou d'eau bouillie, et non aérée, il n'y saurait vivre, ne pouvant y respirer. Nous pourrions nous mouvoir dans un air de composition vicieuse, nous ne saurions y vivre si sa mauvaise qualité atteint ou dépasse certaines limites.

Air normal. — On a fait de nombreuses études sur la composition de l'air qui est encore l'objet de constantes et minutieuses recherches. Sans pouvoir entrer ici dans aucun détail à leur sujet, ce qui nous entraînerait trop loin, nous nous bornerons à en indiquer les seuls résultats essentiels intéressant la question qui nous occupe.

En ne tenant pas compte des nouveaux gaz récemment découverts, et dont la proportion fort minime ne permet guère actuellement de leur attribuer une action physiologique déterminée, l'air pur normal peut être considéré comme un mélange gazeux contenant, en volumes, vingt et unpour cent (21 pour 100) d'oxygène, et soixante-dix-neuf pour cent (79 pour 100) d'azote, ce qui veut dire que 100 litres d'air pur respirable contiennent 21 litres d'oxygène et 79 litres d'azote.

D'autres gaz, impropres à la respiration, peuvent s'y trouver accidentellement mêlés. S'ils n'y atteignent pas certaines proportions, l'air qui les contient peut continuer à entretenir la vie; mais il le fait dans des conditions plus ou moins défectueuses.

Acide carbonique. Oxyde de carbone. — Nous devons signaler principalement deux de ces gaz, dont la présence accidentelle dans l'air où nous sommes le plus souvent contraints de vivre n'est que trop fréquente et dont l'influence a pu être déterminée par des expériences précises. Ce sont : *l'acide carbonique* qui rend une atmosphère pénible à respirer lorsqu'elle en contient un demi pour cent (1/2 litre dans 100 litres d'air), et *l'oxyde de carbone*, qui, à dose moindre, est encore plus nuisible et constitue un véritable poison. Lorsque cet oxyde de carbone atteint dans l'air la proportion de un pour cent (1 litre dans 100 litres d'air), il rend l'atmosphère presque immédiatement mortelle.

Ce qui augmente le danger résultant de l'intervention de ces deux gaz, c'est qu'ils n'ont par eux-mêmes aucune odeur permettant de constater leur présence. Leur action est perfide et souvent brutale. Celle de l'oxyde de carbone est d'autant plus redoutable que ses effets sur la santé s'accumulent progressivement et ne sont guère susceptibles de correctifs.

Oxygène. — *Son rôle physiologique.* — L'élément utile, actif et essentiel, de l'air pour nos besoins respiratoires, est l'oxygène. L'azote, avec lequel il est intimement mélangé, a pour effet d'atténuer son action trop énergique. Respiré pur et sans mélange, l'oxygène provoquerait par une vive combustion la destruction de nos tissus. Mélangé avec l'azote dans la proportion normale de 21 d'oxygène et 79 d'azote, et introduit dans les poumons par la respiration, il est transporté par le sang artériel dans tous les points de nos tissus, pour y opérer, entre autres fonctions, une véritable combustion de nos aliments préalablement modifiés de leur état primitif par leur passage dans divers organes.

Un des résultats de cette combustion est de transformer cet oxygène en acide carbonique, qui, ramené aux poumons par la circulation veineuse, en est expulsé au dehors par le jeu continu de la respiration. En respirant, nous empruntons donc à l'air dans lequel nous vivons une partie de son oxygène, que nous lui restituons presque aussitôt après l'avoir transformé en acide carbonique. Il se passe ainsi en nous un phénomène continuel de combustion analogue à celui que ce même oxygène de l'air accomplit dans un foyer ou dans une lampe. Mais, en nous, cet oxygène est divisé à l'infini par sa répartition de nature spéciale dans nos vaisseaux capillaires comme il le serait, pour l'usage d'un foyer ou d'une lampe, si on le pulvérisait avec la dernière perfection afin de le mettre en contact plus intime avec les matières à brûler.

Cette combustion finale est précédée de diverses réactions chimiques qui s'opèrent en nous et dont la plupart exigent comme agent principal ce même oxygène. Sans lui, ou s'il n'intervient qu'à dose insuffisante, ces réactions, ces oxydations successives, qui sont une nécessité de notre existence normale, ne peuvent plus se produire ou ne sont qu'incomplètes et viciées. Il en est de même d'un feu qu'il s'agit d'entretenir.

Quelque parfaites que soient la construction du foyer et la qualité du combustible disposé méthodiquement sur la grille, le feu languira ou s'éteindra même, si l'air ne lui est fourni qu'en insuffisante quantité ou de qualité défectueuse.

L'oxygène remplit encore en nous un rôle précieux en s'y opposant au développement et en y opérant la destruction de microbes dont nous sommes le plus souvent dans l'impossibilité d'éviter les atteintes et contre lesquels, sans lui, nous serions impuissants à lutter.

Influence des changements de composition de l'air. — Chacune de nos fonctions dépend essentiellement de la circulation sanguine intimement liée elle-même avec la respiration. Or nous sommes constitués et le jeu de nos fonctions normales est combiné pour faire usage de l'air de composition normale. On conçoit dès lors que la moindre modification dans cette composition de l'air à respirer doit avoir son influence immédiate et très générale sur tout notre organisme. Cette modification ne peut d'ailleurs consister, dans les conditions habituelles de la vie, qu'en une altération, une diminution de qualité, provenant, soit de la respiration même qui transforme l'oxygène en acide carbonique, soit d'un mélange accidentel avec une quantité plus ou moins grande de gaz nuisibles de différentes provenances.

CHAPITRE II

LE CHAUFFAGE SOURCE DE GAZ NUISIBLES

Parmi les sources d'où peuvent provenir ces gaz, nous nous proposons d'examiner plus spécialement celle qui, dans les usages ordinaires de la vie, présente, à notre avis, le plus d'importance et par son abondance, et par la continuité de son action. Nous voulons parler du chauffage. Nous limiterons même à peu près cette étude à la partie qui concerne les habitations privées, celle qui offre l'intérêt le plus immédiat et comporte à elle seule une infinie variété de situations.

Le sujet est d'ailleurs assez complexe et nous devrons nous borner à l'examen des principaux faits qui se rencontrent dans la plus grande généralité des cas.

Les critiques que nous serons amené à formuler ou qui résulteront de nos constatations comportent donc des exceptions que nous reconnaissons d'avance, mais qui sont malheureusement trop rares pour diminuer en rien la gravité et l'opportunité de la question que nous voulons traiter.

Le confortable mal compris nuit à l'hygiène. — Dans les limites où nous devons restreindre la question, on peut affirmer en principe que, à part des exceptions encore trop rares, les progrès du confortable et ses besoins généralement mal compris se concilient mal, le plus souvent, avec les exigences de l'hygiène et de la salubrité. Nous allons essayer par notre étude de rendre manifestes certaines causes de cette situation défectueuse et en conclure une partie des remèdes qu'elle nous paraît comporter.

Pour simplifier notre examen et rendre plus évidentes nos constatations, nous ne nous occuperons d'aucun fait étranger à notre sujet tout spécial, qui n'a pas en vue l'hygiène dans sa généralité, mais seulement dans ses rapports avec le chauffage. Nous laisserons donc de côté les questions de profession, de travail, de mode d'existence, etc., pour ne considérer que l'être vivant et obligé de respirer l'air dans lequel il se trouve placé.

Vie normale, hygiénique. — Supposons-nous en parfait état de constitution et de santé, suffisamment vêtu, placé en rase campagne, isolé au milieu d'un air parfaitement pur, tempéré et constamment renouvelé, disposant d'un simple abri contre la pluie, le soleil, le vent, et ne subissant aucune fatigue. Nous pourrons y respirer indéfiniment cet air pur et normal pour lequel nous sommes constitué. Avec une alimentation régulière, strictement appropriée et limitée à nos besoins, toutes nos fonctions physiologiques s'y opèrent normalement. On pourrait dire que, dans ces conditions, la durée de la vie devrait être sans limites. On sait, en effet, que nos diverses fonctions ont en partie pour but de pourvoir à l'entretien et à la rénovation de nos tissus. Cette rénovation s'exécutant, dans notre hypothèse, d'une façon tout à fait normale, grâce aux conditions absolument normales de notre mode d'existence, aucun de nos organes ne devrait s'altérer, la vieillesse ne saurait nous atteindre. Ce serait la vie théorique, la vie idéale, envisagée au seul point de vue de la santé.

Complications progressives engendrées par le besoin du bien-être. — Pour mieux parer aux intempéries et sans modifier nos autres conditions d'existence, nous construisons une cabane dans laquelle nous nous enfermons. Admettons-la en matériaux convenables, la porte pouvant fermer hermétiquement, et, pour simplifier, ne considérons que les changements qui vont se produire dans la qualité de l'air que nous y respirerons. Supposons en outre que nous manquons de connaissances techniques, même élémentaires.

Si la température est douce et que nous laissions la porte ouverte, nous disposons du même air pur que précédemment, en supposant, ce qui déjà n'est pas tout à fait exact, que par cette porte il se renouvelle incessamment et assez rapidement pour entraîner au dehors les produits de notre respiration au fur et à mesure de leur émission.

Si nous fermons la porte, nous vicions progressivement l'air, ce renouvellement ne pouvant plus se produire. Nous transformons peu à peu, par notre respiration, en acide carbonique, l'oxygène que contient l'air normal enfermé avec nous; et au bout d'un temps plus ou moins long, suivant les dimensions de notre cabane, nous éprouvons de la peine à respirer. Nous sommes instinctivement amené à ouvrir, à nous donner de l'air. Mais, avant même de nous sentir incommodé, nous avons été, à notre insu, fatalement influencé par le défaut de

qualité de l'air que nous respirons. Cet air
vicié ne satisfaisant plus normalement à nos
besoins, nos diverses fonctions en ont subi
déjà quelque trouble.

Cheminée sans prise d'air. — Le
froid augmentant, nous munissons notre
cabane d'une cheminée rudimentaire et
tenons la porte fermée. Le feu allumé,
nous le voyons aussitôt fumer à l'intérieur
de la cabane et sommes instinctivement
obligé d'ouvrir la porte. Dès que nous la
refermons, il fume de nouveau et nous sommes amené à la laisser constamment entrou-
verte. (Voir l'explication de ce fait aux
notes, page 229, note 5.)

Lorsque le feu est devenu ardent, sans
fumée, après distillation complète du combustible, nous croyons en être quitte avec
le mauvais fonctionnement de la cheminée
et nous fermons de nouveau la porte. Le
même phénomène se produit de nouveau,
mais sans fumée apparente; les gaz invisibles et presque inodores de la combustion

continuent à se répandre dans l'atmosphère de la cabane. Ils sont à une haute température, échauffent rapidement l'air en s'y mélangeant, mais nous occasionnent un commencement d'asphyxie, dont la fumée ne nous prévient plus et que nous conjurons instinctivement en allant respirer au dehors ou en ouvrant encore un instant la porte. Sans parvenir à nous réchauffer, nous nous livrons ainsi à un exercice d'asphyxie intermittente.

Il y a déjà loin de notre état primitif de salubrité parfaite avant la construction de notre cabane à celui auquel nous nous sommes soumis pour remédier au froid. Ce n'est pourtant qu'un premier degré vers le mal. Si nous ouvrons la porte, nous avons encore autour de nous de l'air normal à volonté et, en le respirant, nous atténuons les funestes effets de l'intoxication.

Cheminée avec prise d'air insuffisante. — Cette observation nous donne l'idée de percer à côté de la cheminée un

petit trou qui nous permettra peut-être de
laisser fermée la porte. La crainte d'être
incommodé par cette prise d'air nous en
fait restreindre les dimensions ; la cheminée
fonctionne mieux néanmoins et ne nous
manifeste plus que quelques pulsations de
fumée que nous attribuons volontiers à des
coups de vent et qui cessent d'être visibles
lorsque notre feu est ardent, sans fumée.
Nous nous tenons pour satisfait, mais à la
longue, nous éprouvons encore quelques
symptômes d'intoxication que nous ne savons interpréter. Peu à peu, les malaises
augmentent, notre santé s'altère et, habitant en si bon air (bon air autour de notre
cabane), nous cherchons tout ailleurs les
causes de cette altération.

Supposons notre cabane beaucoup plus
vaste ; nous y serons encore dans une aussi
mauvaise situation. Nous aurons retardé
de quelques instants le mal, puisque nous
y disposons d'abord d'un plus grand volume
d'air ; mais nous avons un aide pour vicier
rapidement cet air, c'est le feu. Les dimen-

sions plus vastes de notre local nous obligent à le chauffer davantage; nous négligeons d'agrandir le trou de prise d'air et, faisant plus gros feu, nous serons bientôt dans de pires conditions que précédemment.

Supposons encore notre cabane agrandie pour recevoir plusieurs habitants ; elle sera divisée en plusieurs compartiments, plusieurs pièces, se communiquant entre elles, mais dont une seule est munie de la porte extérieure, que nous admettons toujours pouvant fermer hermétiquement, ainsi que les fenêtres. Chaque pièce pourra avoir une cheminée ou certaines pourront en être privées. La situation que nous venons d'examiner n'a fait que s'aggraver par la difficulté de répartir à chaque cheminée l'air dont elle a besoin et par l'impossibilité où chaque habitant se trouve de porter remède à son mal, sans augmenter celui de son voisin.

Plusieurs cheminées avec feu dans le même logement.— En supposant tous

les feux allumés, si l'ensemble des cheminées dispose d'une quantité d'air insuffisante, chacune d'elles dispute aux autres

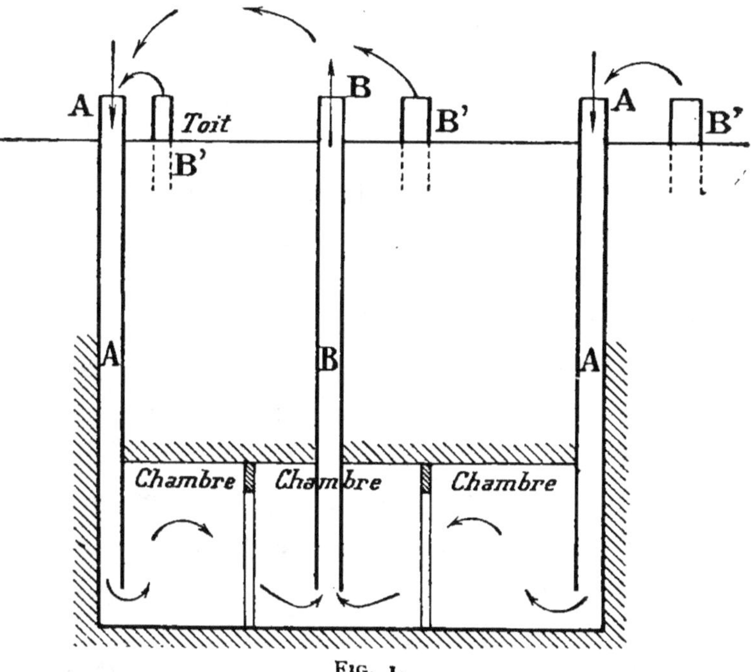

FIG. I.

l'air qui leur serait nécessaire. Le feu le plus
fort (cheminée B, fig. 1) détermine dans sa
cheminée un tirage plus énergique et dé-
tourne à son profit une partie de l'air dont

auraient besoin les feux moins intenses. Ces derniers s'affaiblissent de plus en plus, les gaz de leur combustion cessent de s'élever dans leurs cheminées respectives et se répandent dans l'intérieur des chambres. Ils y sont entraînés par un courant d'air qui s'introduit du toit par ces cheminées à faibles feux *(A-A)* et se rend au feu le plus fort *(B)* dont il vient compléter l'alimentation. Ces gaz de combustion, plus ou moins accompagnés de fumée, suivant l'état des feux d'où ils proviennent, se mêlent à l'atmosphère des chambres par lesquelles ils passent, et cela dans des proportions variables avec l'intensité de chaque feu et avec la facilité qu'ils éprouvent à circuler d'une chambre dans une autre.

Influence respective des cheminées en feu et des cheminées sans feu. — Si une ou plusieurs cheminées *(A)* sont sans feu, elles servent d'autant plus facilement à introduire l'air qui, descendant du toit pour traverser les chambres et se rendre aux feux allumés (*B*), entraîne avec lui les gaz toxiques accumulés dans les suies et les parois de ces cheminées.

Si ces cheminées (*A*), à tirage ainsi momentanément renversé, ont sur le toit leur extrémité voisine de celle d'une cheminée (*B*, *B'*) évacuant normalement ses gaz, ces derniers s'y introduisent pour pénétrer dans l'habitation. Il en est de même si ces cheminées (*A*) ont sur le toit leur extrémité sur le passage des gaz et fumées s'échappant d'autres cheminées plus éloignées et entraînées par le vent dans leur direction.

Si nous supposons chaque cheminée pourvue d'une prise d'air suffisante, le phénomène de tirage renversé que nous venons d'examiner se produira néanmoins très fréquemment. Il suffira, pour cela, que l'air appelé par un feu éprouve moins de résistance à s'introduire par l'une des cheminées à faible tirage ou sans feu que par les prises d'air. Il pourra pénétrer en même temps et en quantités variées par ces deux moyens, ce qui est le cas assez général.

Nous avons jusqu'ici supposé notre installation isolée en rase campagne, limitée aux besoins d'abri et de chauffage d'une personne ou d'une famille, ce qui permet à ses habitants de trouver un prompt et continuel remède aux inconvénients déjà signalés. Il leur suffit, en effet, d'ouvrir la porte pour trouver au dehors un air normal, pur. Si, à notre cabane primitive, nous ajoutons des étages, si nous lui adjoignons d'autres cabanes, nous arrivons à constituer une agglomération, dont les conditions seront de moins en moins satisfaisantes, au fur et à mesure qu'en augmentera l'étendue. Nous pouvons appeler maison notre cabane ainsi compliquée successivement, hameau, village ou ville notre agglomération, et reconnaître que les phénomènes que nous venons de signaler ne se passent pas autrement dans la grande généralité des habitations telles que l'on nous en construit encore aujourd'hui.

CHAPITRE III

CONDITIONS D'INSALUBRITÉ ET DANGERS DÉPENDANT DES APPAREILS DE CHAUFFAGE A L'INTÉRIEUR DU LOGEMENT.

Poursuivant notre étude, nous allons passer en revue les principales causes d'insalubrité, de danger qui sont accumulées autour de nous et dont la gravité échappe à la plupart des intéressés. Qu'on nous pardonne encore la banalité apparente de certains détails qui peuvent paraître inutiles à signaler à ceux qui savent, mais qui sont ignorés de tant d'autres et dont l'importance a même pu échapper jusqu'ici à bon nombre de ceux qui les comprendront à demi-mots.

En pareille matière, rien n'est à négliger. Des effets considérables peuvent résulter de plusieurs petites causes réunies ou même d'une petite cause souvent répétée ou intervenant dans des circonstances qui en accroissent très sensiblement l'importance.

Fréquence de la respiration. — A l'état normal, nous respirons en moyenne de 25,000 à 26,000 fois par 24 heures (plus de 1,000 fois par heure); notre cœur bat plus de 100,000 fois par 24 heures (4,320 fois par heure). Les enfants nouveau-nés respirent 63,000 fois par 24 heures (2,640 fois par heure); leur cœur bat plus de 200,000 fois par 24 heures (8,400 fois par heure). En 24 heures nous faisons passer dans nos poumons, par la respiration, 12,000 litres d'air, soit 500 litres par heure.

On ne songe pas assez aux perturbations qu'un air vicié peut occasionner dans notre organisme lorsqu'il y intervient à doses si fréquentes, même si on le suppose peu vicié, ce qui n'est malheureusement pas le cas ordinaire. Son action peut être lente, ses effets immédiats difficiles à apprécier;

ils n'en sont pas moins certains et meurtriers. Ils ne deviennent souvent apparents que par leur accumulation et, s'ajoutant les uns aux autres, ils se manifestent finalement par une affection caractérisée, que l'on n'est guère disposé à attribuer à une cause semblant si secondaire. On la récuse volontiers pour lui en préférer une moins admissible, mais plus matériellement apparente.

On a trop l'habitude de vivre dans un air vicié pour ne pas finir par le considérer comme normal et ne plus se préoccuper de sa funeste influence. Pour justifier cette insouciance, on se plaît à citer des vieillards n'ayant, dit-on, jamais été malades et n'ayant pas vécu, croit-on, dans de meilleurs milieux. On ignore souvent si ces sujets ne sont pas atteints d'affections peu apparentes que leur plus grande résistance, leur tempérament plus robuste les mettent à même de mieux supporter. On ne connaît pas toutes les circonstances de détail de leur manière de vivre, desquelles il peut résulter qu'ils se sont de tout temps soumis, volontairement ou non, à des conditions plus hygiéniques qu'on ne le suppose. On ne sait pas toujours comparer avec exactitude deux situations qui paraissent identiques et diffèrent pourtant très sensiblement en certains points essentiels.

Logement clos, l'hiver, sans feu. — Les maisons que nous habitons présentent, avons-nous dit, les dispositions de notre cabane, plus ou moins complétées et compliquées de détails, qui, s'ils augmentent ce que l'on est convenu d'appeler le confortable, ont pour la plupart comme résultat une notable aggravation de l'insalubrité.

Considérons le logement le plus courant, celui de la généralité des constructions, même récentes, celui dont les cheminées ne sont pourvues d'aucun appareil spécial et sont simplement munies de la ventouse traditionnelle introduisant de l'air du dehors dans la cheminée. Nous parlerons plus tard des modifications le plus en usage apportées à cette disposition la plus simple.

Ce logement, quelque vaste qu'il soit, et quelles qu'en soient les divisions, est dans son ensemble un réservoir d'air communiquant avec l'atmosphère extérieure par les portes, les fenêtres et les cheminées. Supposons le régime habituel d'hiver établi, portes et fenêtres fermées, closes hermétiquement, soit par suite de construction soignée, soit à l'aide de bourrelets. Nous verrons plus loin en quoi la fermeture non hermétique modifie la situation.

Les portes intérieures, mettant en communication entre elles les diverses pièces, sont trop fréquemment ouvertes et d'ailleurs trop peu hermétiques, lorsqu'elles sont fermées, pour que nous ayons à supposer ces pièces complètement isolées les unes des autres. Elles communiquent toujours entre elles plus ou moins facilement et l'obstacle que ces portes présentent au libre passage de l'air ne fait que le ralentir sans l'empêcher.

Aucun feu n'étant allumé, l'air du logement ne restera, quand même, jamais immobile ; car la température de toutes les pièces n'est pas uniforme, par suite d'expositions différentes ou autres causes ; la température intérieure des diverses cheminées est surtout très variée, par suite de leur exposition ou de leur contact avec des cheminées voisines plus ou moins énergiquement chauffées. Il en résulte des dilatations différentes et des mouvements d'air en sens divers, non seulement d'une pièce dans la voisine, mais de cheminée à cheminée. Ces mouvements sont modifiés, ralentis, accélérés ou momentanément et brusquement intervertis par l'ouverture ou la fermeture de l'une quelconque des portes, par le va-et-vient des personnes qui habitent le logement, etc. L'air, qui se déplace ainsi dans l'ensemble des pièces, s'échappe par l'une ou plusieurs des cheminées et est remplacé par celui du dehors s'introduisant par les autres cheminées. Ce dernier vient en partie du toit par ces cheminées mêmes, en partie de la rue ou d'une cour voisine par leurs ventouses. Celui qui vient du toit contient, comme nous l'avons déjà vu, des fumées et des gaz de combustion sortant de cheminées voisines ; il peut même être uniquement composé de ces fumées et de ces gaz ; celui des ventouses ne vaut guère mieux, car il se mélange avec le précédent en l'entraînant avec lui soit directement à son orifice de sortie de la ventouse, soit à travers les fissures des parois. Il provient d'ailleurs généralement de cours ou courettes dont l'insalubrité n'a guère besoin de démonstration.

Cours et courettes, ventouses. — La plupart de ces courettes sont fermées par le bas. Les fenêtres, les orifices de prises d'air, qui y sont pratiqués, y déterminent un appel général de haut en bas rabattant du toit les fumées et gaz de combustion, entraînant aussi les gaz de combustion, fumées, odeurs, etc., provenant des cuisines, des cabinets d'aisance, dont

on ouvre les fenêtres situées sur ces courettes, pour s'y débarrasser momentanément d'une surabondance anormale de ces
différents gaz et odeurs. Nous connaissons
des maisons où certaines ventouses du
premier étage ont leur orifice de prise d'air
pratiqué au plafond du rez-de-chaussée, précisément au-dessus du bec de gaz éclairant
ce rez-de-chaussée et à très faible distance
de ce bec. Inutile d'insister sur la qualité
de l'air que ces ventouses doivent fournir
au logement. Dans d'autres, les orifices de
prise d'air sont situés sur les murs de courettes en des points voisins du débouché
de tuyaux par lesquels s'évacuent les gaz
d'appareils de chauffage de bains ou autres,
fonctionnant aux étages inférieurs et que
l'on n'a pas eu la précaution élémentaire de
prolonger jusqu'au-dessus du toit.

Les constructeurs qui commettent de
telles fautes d'installation supposent sans
doute que le rôle de la ventouse se borne à
introduire de l'air qui ne doit se rendre que
dans la colonne montante de la cheminée

pour s'échapper sur le toit avec les gaz de combustion. Ils ignorent ou négligent de considérer que, si le tirage est trop faible pour entraîner ainsi cet air, il peut s'introduire dans la chambre même et qu'il s'y introduit de façon continue si la cheminée est pourvue d'un appareil à bouches de chaleur alimenté par cette même ventouse.

Les ventouses dont les orifices sont pratiqués sur les façades principales, et qui par suite s'alimentent de l'air généralement le plus sain ou le moins malsain, sont malheureusement trop rares. Il serait pourtant si facile de les généraliser sans nuire en aucune façon à la décoration de ces façades.

Ajoutons que les sections des prises d'air pratiquées ordinairement sont presque toujours insuffisantes pour les besoins de chaque cheminée et sont encore diminuées par les grilles posées à leur entrée et par des étranglements dans leur parcours.

Nous rappelons que c'est toujours la situation la plus générale que nous envisageons, celle qui se rencontre presque par-

tout. Nous avons d'avance formulé nos
réserves pour les exceptions malheureusement encore trop rares que l'on peut invoquer et que l'on ne saurait trop encourager.

L'introduction d'air dans les chambres
par les cheminées et les ventouses se produit même si leurs rideaux de tôle sont
abaissés, ou si l'on tient fermés les registres, les trappes, dont peuvent être munies
à l'intérieur certaines de ces cheminées. Ces
fermetures ne sont jamais assez hermétiques
et ralentissent simplement le passage de
l'air vicié, qui finit quand même par s'introduire et emplit peu à peu le logement entier.
Une expérience facile à faire permet de
constater qu'une cheminée fermée avec soin
en murant même son entrée dans la chambre
où elle est située, mais en ménageant dans
ce mur une simple fissure, laisse en peu de
temps pénétrer une quantité notable de
mauvais gaz, dans les conditions de tirage
renversé que nous examinons. Cette même
cheminée, murée hermétiquement, mais
présentant dans sa colonne montante une

petite fissure, met peu de temps à remplir la pièce de l'odeur caractéristique de suie. Avec cette odeur pénètrent toujours, à l'insu de la plupart des gens qu'elle incommode, les gaz de combustion de cheminées voisines ou ceux condensés et accumulés dans les suies et les matériaux de la construction. Ce sont surtout ces gaz, dont quelques-uns sont inodores (acide carbonique, oxyde de carbone), qui incommodent et sont dangereux plus que les odeurs étrangères qui s'y mêlent.

Plusieurs feux allumés. — Si un ou plusieurs feux sont allumés, le même phénomène se produit avec notable aggravation. Les choses se passent comme nous l'avons indiqué au début pour notre cabane. L'un des feux domine les autres en énergie, la ventouse de sa cheminée ne lui fournit qu'une quantité d'air insuffisante et ne l'introduit d'ailleurs qu'à une place répondant mal à son besoin. Il emprunte aux autres cheminées, en renversant leur tirage, le complément d'air qui lui manque et détermine avec une force croissante un courant de mauvais gaz à travers certaines pièces du logement, qui constituent un véritable tuyau de forme irrégulière.

Il n'est pas rare que les choses se passent ainsi d'une façon presque continue pendant d'assez longues périodes. Il peut néanmoins se produire des intermittences, dont la fréquence et la durée dépendent de nombreuses circonstances trop longues à examiner (état de l'atmosphère extérieure, ouverture et fermeture de portes ou fenêtres, modification spontanée ou produite volontairement dans l'état du combustible, etc.) Il suffit de se placer près d'une cheminée dont le feu est allumé dans une chambre dont les fenêtres et les portes sont fermées, pour constater, au moment où s'ouvre ou se ferme brusquement une porte de dedans en dehors, qu'il s'élève ce que l'on appelle une bouffée de chaleur. La provenance de cette chaleur est d'ailleurs bien accusée, si par suite de l'état actuel du combustible, elle est accompagnée d'odeur de fumée. Il ne s'agit pas de la chaleur rayonnante du foyer, mais d'un dégagement direct de gaz de combustion. Ces dégagements répétés, ces sortes de pulsations ont bientôt empli la chambre de gaz asphyxiants.

On constate quelquefois que telle chambre se chauffe très vite et avec excès. Cela provient souvent de ce que, par la disposition habituelle des feux voisins et par suite de l'insuffisance de sa prise d'air ou d'un défaut de construction dont nous parlerons plus loin, sa cheminée est sujette à ces pulsations et envoie dans son atmosphère des gaz de combustion à température très élevée. Ces gaz y établissent promptement et y entretiennent une chaleur moyenne bien supérieure à celle des autres chambres, mais dont les funestes effets sur la santé ne sont pas discutables. On trouve aussi qu'il y fait lourd ; on devrait dire — mais le plus souvent on ne s'en rend pas compte — que l'on y subit un commencement d'asphyxie.

Fermeture de clé de poêle. — C'est
le même effet que provoquent les personnes
qui, dans une chambre chauffée par un
poêle, voulant, disent-elles, empêcher la
chaleur de se perdre, ferment en partie,
quelquefois même entièrement, la clé du
tuyau de fumée destinée à modérer le
tirage. Cette pratique, est-il besoin de le
dire, est des plus dangereuses.

Cheminées déviées. — Ces pulsations
de gaz du foyer dans l'atmosphère de la
chambre se produisent d'une façon presque
continue dans les cheminées présentant un
défaut de construction que l'on rencontre
très fréquemment. Il s'agit de celles dont
la colonne montante a dû être déviée pour
éviter d'autres cheminées voisines. Dans
ce cas, il faudrait avoir soin de disposer
quand même le centre de départ de la colonne montante au milieu de la cheminée
(*fig. 2*), diriger cette colonne verticale-
ment au début et ne la dévier que plus
haut. Si le centre du départ est sur le côté,

à droite, par exemple (*fig. 3*), les gaz de combustion produits de ce côté, en *A*, trouvant une issue facile, s'engagent dans la colonne montante, en entraînant avec eux de l'air de la chambre ; ils gênent l'écou-

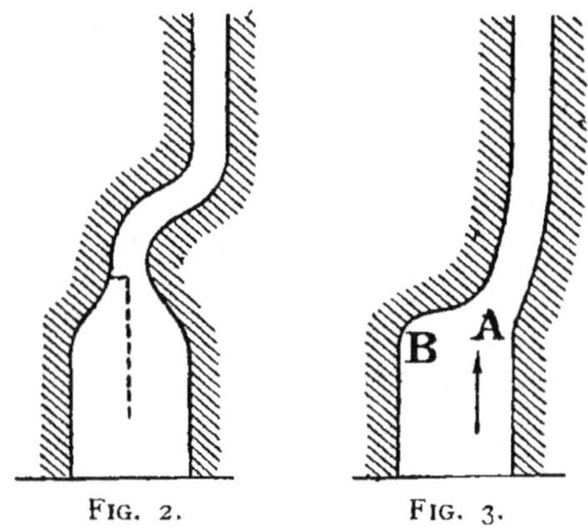

FIG. 2.   FIG. 3.

lement des gaz de gauche (*B*) dont une partie s'échappe dans la chambre. Ces fuites sont continues ou intermittentes et plus ou moins abondantes suivants diverses circonstances inutiles à détailler ici.

Les renversements de tirage sont souvent attribués à ce que la cheminée ne serait pas assez haute, et on la fait, bien inutilement dans la plupart des cas, prolonger en lui ajoutant sur le toit un tuyau de tôle. C'est rarement le manque de hauteur, ce n'est jamais lui pour les étages inférieurs, qui nuit à son tirage ; c'est le plus souvent la cause que nous avons indiquée, insuffisance de prise d'air et appel en sens inverse par d'autres cheminées à feux plus intenses.

Cette surélévation de certaines cheminées peut quelquefois améliorer la situation pour une tout autre raison. Elle peut faire que, si les orifices de ces cheminées ne se trouvent plus sur le toit au même niveau que ceux de leurs voisines, les fumées et les gaz des unes ne pénètrent pas aussi abondamment dans les autres. Mais cette pénétration se fera encore dans une certaine mesure dépendant des conditions atmosphériques, de la direction du vent, etc.

Appareils à bouches de chaleur. — Nous n'avons encore parlé que des causes d'insalubrité provenant des cheminées les plus ordinaires, dont le feu chauffe simplement par rayonnement direct dans la chambre. D'autres appareils de divers systèmes sont assez généralement employés pour qu'il soit utile de mentionner les inconvénients et les dangers que leur usage ajoute à ceux que nous venons d'étudier. Sans entrer dans tous les détails que comporterait l'examen de ces nombreux systèmes, dont nous voulons nous abstenir de faire la critique individuelle, il nous suffira de signaler d'une manière générale ce qui se passe le plus ordinairement.

Appareils fixes, à l'intérieur des cheminées. — Les appareils fixes dont on munit les cheminées ont pour but d'y chauffer de l'air pris au dehors et de l'introduire dans la chambre par des bouches de chaleur. Dans les uns, l'air à chauffer, avant de se rendre dans la chambre, passe sur les parois extérieures d'une cloche en fonte ou en terre réfractaire, à l'intérieur de laquelle se trouve le combustible. Dans les autres, des coffres ou des tuyaux en tôle ou en fonte sont disposés de façon à ce que la flamme et les gaz de combustion soient en contact avec l'extérieur de ces tuyaux, à l'intérieur desquels passe l'air à chauffer. D'autres présentent réunies ces deux dispositions.

Dans tous, les inconvénients et les dangers sont de même nature. Il s'établit toujours, plus ou moins facilement, une communication entre l'air à chauffer et les gaz de combustion, soit par la simple porosité des parois qui les séparent, soit par les fissures qui se produisent tôt ou tard dans les joints ou en pleines parois. La fonte notamment, chauffée au delà du rouge sombre, dégage à travers ses pores des quantités importantes d'oxyde de carbone. Les gaz de combustion, se mélangeant ainsi avec l'air à chauffer, se rendent avec lui dans la chambre habitée. Cet air lui-même, qui est le plus souvent amené à l'appareil par la ventouse en dessous des parquets, provient le plus fréquemment des cours ou courettes. Nous nous sommes déjà expliqué sur sa nature défectueuse. Ajoutons que, lorsqu'il passe sur des surfaces trop fortement chauffées, ce qui est le cas à peu près habituel, ce surchauffage et la torréfaction des poussières entraînées, qui en est la conséquence, augmentent encore l'insalubrité.

Appareils, fixes ou mobiles, à l'extérieur des cheminées. — Il existe une autre catégorie d'appareils, installés hors de la cheminée et dont beaucoup sont mobiles pour pouvoir être facilement transférés d'une pièce dans une autre. Ils ne communiquent avec la cheminée que par un tuyau destiné à y conduire leurs gaz de combustion. Tout en reconnaissant à certains d'entre eux des supériorités de détails sur leurs concurrents, nous ne pouvons que les critiquer tous d'une manière générale au point de vue de la salubrité.

Les observations que nous venons de faire sur la catégorie précédente s'appliquent également à eux et ils présentent d'autres causes de dangers plus graves encore.

Si, accidentellement ou par suite d'une modération intentionnelle de leur marche, leur tirage vient à se ralentir ou même à se renverser, par suite notamment de leur voisinage avec des feux plus intenses, une partie ou la totalité des gaz de combustion ou de distillation qu'ils contiennent et ceux qu'ils continuent à produire se déversent dans la chambre et se répandent dans les chambres voisines. Si, au contraire, accidentellement ou volontairement, leur marche est accélérée et dépasse certaines limites, les gaz produits peuvent être trop abondants pour trouver à s'échapper en totalité par le tuyau qui doit les conduire à la cheminée ; ils sortent en partie par le cendrier dans la chambre. Le même fait peut encore se produire, si le combustible est trop serré sur la grille. Les gaz produits au contact même de la grille ont de la difficulté à traverser le combustible pour se rendre à la cheminée et sortent en partie par le cendrier. Ajoutons que, dans ce cas, l'accès de l'air étant insuffisant, une partie du combustible subit seulement une distillation au lieu de brûler et que les gaz qui s'échappent par le cendrier dans la chambre contiennent un grand excès d'oxyde de carbone. L'ouverture ou la fermeture brusque d'une porte, le déplacement d'une personne dans la chambre suffisent pour déterminer ou accentuer ce renversement de tirage.

Certains des phénomènes que nous venons de mentionner ne sont pas continus, mais peuvent se reproduire plus ou moins fréquemment et durer quelque temps. Leur intermittence, ou parfois leur peu d'intensité peut rendre leur observation difficile ; mais leurs effets, en s'ajoutant les uns aux autres, peuvent acquérir dans leur ensemble une très grande importance. D'autant plus que, séduit par la facilité qu'offrent ces appareils de chauffer de plus grands espaces en activant leur marche, on est assez volontiers tenté de leur demander à tort un travail excessif, pour lequel ils n'ont d'ailleurs pas été combinés.

Poêles à gaz, à pétrole. — Nous ne devrions pas avoir à citer d'une façon spéciale les poêles chauffés au gaz d'éclairage ou au pétrole, si le mauvais usage qu'en font certaines personnes ne nous obligeait à le relater pour le condamner énergiquement. Ces personnes, voulant chauffer un local non pourvu de cheminée, y placent un petit poêle à gaz ou à pétrole sans tuyau d'échappement. A l'aide de ce procédé, on élève rapidement la température, car ce sont les gaz de combustion eux-mêmes qui, très chauds, se répandent en totalité dans le local. Mais il est superflu d'ajouter qu'il en résulte une intoxication, une asphyxie, dont le degré dépend, non seulement de la durée du chauffage, mais encore du temps plus ou moins long que l'on restera exposé dans cette atmosphère, même après avoir éteint le poêle, et aussi de la perfection plus ou moins grande de la combustion. Si cette dernière s'opère incomplètement, ce qui est assez fréquent, il s'en dégage des quantités notables d'oxyde de carbone et de gaz non brûlé, dont l'action est des plus funestes. Ces appareils ne sont admissibles qu'à la condition de ne pas forcer leur allure et de faire rendre leurs gaz de combustion dans une cheminée dont le tirage direct au dehors soit assuré.

Comme méritant la même critique, nous pouvons encore citer l'usage abusif que font certaines personnes de leurs appareils d'éclairage, dans le but de se chauffer. Elles multiplient les allumages, exagèrent le débit de chaque bec et tiennent les portes closes. Ce sont encore, dans ce cas, comme dans le précédent, les gaz de combustion eux-mêmes qui, se mélangeant avec l'air de la chambre, en élèvent la température, au grand détriment de sa qualité. Là encore, l'ouverture exagérée des becs laisse échapper, sans qu'elle se brûle ou en se brûlant incomplètement, une partie du gaz d'éclairage.

Joints des portes et fenêtres. — Nous avons admis, pour simplifier les raisonnements, que les portes extérieures et les fenêtres du logement fermaient hermétiquement. S'il n'en est pas toujours ainsi, il faut reconnaître que, dans les constructions soignées, on se rapproche le plus possible de cette perfection, que l'on tâche d'ailleurs de réaliser généralement par l'emploi des bourrelets, pour s'éviter les inconvénients des courants d'air froid. En supposant ce résultat incomplètement atteint et en cherchant à se rendre compte de l'importance de la source d'air qui en résulte, comparée aux besoins des feux allumés, on constate qu'elle est bien minime et relativement presque insignifiante, malgré la vitesse d'introduction qui se manifeste lorsque l'on approche la main des places où elle se produit. Ces places sont et doivent être peu nombreuses et de peu d'étendue, et leur ensemble se totalise par un orifice de bien faibles dimensions, sinon la construction est vraiment défectueuse.

Cette source d'air peut, dans certains cas, suffire à compléter l'apport fourni par les ventouses, si un seul feu est allumé ; elle est de beaucoup insuffisante dans le cas de plusieurs feux. N'en avons-nous pas journellement la preuve en étant obligés d'entr'ouvrir une fenêtre pour faciliter le tirage d'une cheminée qui nous incommode ? On trouve le plus souvent le fait tout naturel en disant que plusieurs feux dans le même logement se nuisent, se contrarient, ce qui n'aurait pas lieu, si l'air introduit librement du dehors entrait en quantité capable d'alimenter l'ensemble de ces feux.

Calorifères. — Certaines maisons, dont le nombre augmente de jour en jour, sont pourvues, non seulement des modes de chauffage individuel que nous venons de mentionner, mais encore d'un appareil général, dit calorifère, chauffant, soit l'ensemble de l'immeuble (escalier et logements entiers), soit l'escalier seul, soit l'escalier et une partie de chaque logement, soit les logements et non l'escalier.

Ces calorifères peuvent se classer en deux catégories principales : 1° ceux à eau ou à vapeur, dans lesquels l'air à chauffer passe uniquement au contact de réservoirs ou de tuyaux contenant de l'eau chaude ou de la vapeur généralement à très basse pression ; 2° ceux à air chauffé par son contact direct avec des récipients et des tuyaux contenant le combustible incandescent et ses gaz de combustion.

Calorifères à eau chaude et à vapeur. — Les appareils de la première catégorie sont ceux qui, bien installés, offrent les meilleures garanties au point de vue de l'hygiène ; on ne peut que regretter que leur usage soit encore trop peu répandu. Ils peuvent eux-mêmes se subdiviser en deux groupes : les uns qui, recevant du dehors l'air à chauffer, l'introduisent chaud dans l'intérieur des locaux en y produisant un renouvellement continuel ; les autres qui se bornent à chauffer sur place, par contact et par rayonnement, l'air contenu dans chaque local. Ces derniers, n'opérant par eux-mêmes aucun renouvellement de l'atmosphère, obligent à recourir aux aérations intermittentes dont nous parlerons plus loin ou à tout autre moyen efficace d'assainissement.

Les appareils à eau chaude ou à vapeur peuvent, par suite de négligences que commettent certains constructeurs, comporter des dangers d'insalubrité. Leurs tuyaux de distribution passent à travers les murs et les planchers. Si, dans ces passages, on n'a pas soin de ne laisser aucun espace ouvert autour des tuyaux, il s'établit, entre le local de la chaudière et le logement, ainsi qu'entre les diverses pièces et les divers étages, des communications par lesquelles pénètrent des gaz malsains. La température élevée des tuyaux détermine autour d'eux un tirage, un appel qui provoque et facilite le passage de ces gaz. C'est en négligeant ces précautions que certains constructeurs ont provoqué la critique et même l'abandon du chauffage à eau ou à vapeur par des personnes ayant subi le malaise occasionné par ces gaz et l'ayant attribué au système de chauffage lui-même, sans qu'on ait pu leur en démontrer la véritable cause. Ce défaut très sérieux, s'ajoutant, suivant les cas, à l'absence de ventilation, ne saurait trop attirer l'attention des constructeurs.

Calorifères à air chauffé par son contact avec les parois du foyer. — Les calorifères de cette catégorie, qui sont de beaucoup les plus nombreux, parce qu'ils étaient les seuls employés avant l'apparition du chauffage à eau ou à vapeur, et que d'ailleurs on en construit encore beaucoup, sont analogues, avec de plus grandes dimensions, aux appareils que nous avons mentionnés pages 39 à 43. Ils en ont tous les inconvénients.

a) Dans tous les systèmes, plus ou moins variés par leurs détails, il se produit fatalement, à l'intérieur même de l'appareil, un mélange d'une partie des gaz de combustion avec l'air à chauffer et c'est ce mélange qui est fourni par les bouches de chaleur. Si le chauffage est intense, ce qui a généralement lieu par les temps froids, les parois du foyer dégagent des excès d'oxyde de carbone, dont la proportion dans le mélange se trouve ainsi notablement accrue. Ce surchauffage est d'autant plus fréquent et même habituel que la surveillance ne s'exerce jamais de manière suivie sur ces appareils et que d'ailleurs la plupart des personnes chargées de leur entretien manquent de compétence pour en régler la marche.

b) Les matériaux de construction des foyers de calorifères et de leurs accessoires laissent échapper autour d'eux une partie des gaz de combustion, soit à travers les pores de leur propre substance, soit par les joints également poreux et plus ou moins fissurés.

Cette observation est également applicable aux calorifères à eau et à vapeur.

Il suffit de pénétrer dans le local où est installé un calorifère, généralement en sous-sol, ou de s'arrêter dehors devant le soupirail qui l'éclaire, pour être suffoqué par l'atmosphère qui s'en dégage.

c) La personne chargée de la conduite du calorifère, après avoir poussé le feu, veut le modérer en fermant plus ou moins la clé ou le registre dont sont encore pourvus à tort un trop grand nombre de ces appareils sur leur tuyau de départ des gaz de combustion. Les gaz qui continuent à se produire pouvant, si le registre est trop fermé, ne pas trouver une issue suffisante par la cheminée, sortent en partie par les joints de la porte du foyer et par le cendrier. Certains conducteurs de feu procèdent même ainsi chaque soir en fermant presque complètement le registre pour conserver un peu de feu la nuit et s'éviter l'allumage du matin. Ajoutons que, dans ces conditions de combustion lente, presque nulle, les gaz produits sont les plus dangereux. (Oxyde de carbone, acide sulfureux, etc.)

d) Il peut encore arriver que, le feu ayant été activé, avec un charbon collant ou trop tassé, les gaz produits dans les parties basses ne puissent pas traverser facilement la masse du combustible de bas en haut pour se rendre à la cheminée. Ils séjournent sous la grille et s'échappent par l'orifice du cendrier.

Si nous déduisons les conséquences de ces diverses fuites, nous voyons que les gaz toxiques qui en proviennent se mélangent en proportions variées avec l'air chaud distribué dans le logement par les bouches de chaleur. La totalité de la fuite (*a*) est ainsi introduite dans le logement, qui reçoit une part plus ou moins grande des fuites (*b*, *c*, *d*). La prise d'air à distribuer aux bouches de chaleur est, en effet, généralement assez voisine du local du foyer, lorsqu'elle n'est pas située dans ce local même, pour absorber une partie de ces fuites, dont le surplus se répand aux alentours. Aussi tout le monde connaît-il l'impression de malaise, d'étouffement que l'on ressent en pénétrant dans certaines maisons ainsi chauffées ou surchauffées et la satisfaction que l'on éprouve, en les quittant, de pouvoir respirer plus à l'aise, tout en plaignant leurs habitants de subir avec continuité les funestes effets d'appareils de confortable souvent mal installés ou mal entretenus et presque toujours mal conduits.

Fourneau de cuisine. — Nous n'avons jusqu'ici considéré que l'influence des cheminées et appareils destinés au chauffage et au confortable des habitations. Examinons maintenant celle d'un autre appareil à feu, dont la nécessité s'impose à tout logement et qui n'est pas l'un des moins meurtriers au point de vue qui nous occupe. Nous voulons parler du fourneau de cuisine.

Autrefois on ne connaissait que le fourneau découvert à charbon de bois, qui s'emploie d'ailleurs encore. Il laisse échapper à ciel ouvert la totalité des gaz qu'il produit. Il va sans dire que, s'il n'est muni d'aucun appareil pour entraîner ces gaz dans une cheminée, il constitue le vulgaire réchaud employé ordinairement par les gens qui volontairement mettent fin à leurs jours par l'asphyxie. La fenêtre ou la porte ouverte peut atténuer ses funestes effets ; elle ne saurait jamais le rendre inoffensif.

L'appareil le plus en usage aujourd'hui est le fourneau fermé, recouvert d'une plaque de fonte, au-dessous de laquelle se trouve le foyer alimenté généralement de charbon de terre. Il est construit en briques, ou en briques et tôle ou fonte, ou totalement en fonte ou en tôle. Il est fixe ou mobile. Sans examiner séparément toutes ces variétés, dont chacune pourrait donner lieu pourtant à des observations utiles, nous nous limiterons à peu près aux considérations générales s'appliquant à tous les types et intéressant spécialement l'hygiène.

Hotte. — Le fourneau est habituellement surmontée d'une hotte en maçonnerie, en tôle ou en vitrage, sorte d'entonnoir renversé, destiné à diriger dans la cheminée les gaz et les odeurs qui se dégagent à sa surface. Malgré l'insuffisance de cette hotte, telle qu'elle existe ordinairement, on a peine à comprendre qu'il puisse venir à l'idée d'un constructeur de la supprimer et d'établir un fourneau, ayant quelquefois même de grandes dimensions, sans se préoccuper d'entraîner au dehors au moins une partie de ces gaz. Cette disposition vicieuse, condamnée par le bon sens, ne devrait-elle pas être interdite par les règlements? On l'applique assez souvent depuis quelque temps en la corrigeant, dans une faible mesure, par l'établissement d'une bouche d'évacuation d'air pratiquée au-dessus du fourneau près du plafond. Cette bouche provoque bien une ventilation partielle de la cuisine dans son ensemble, mais n'attire pas à elle spécialement les gaz malsains émanés du fourneau. Ces derniers ne s'y rendent qu'en petite quantité, mélangés avec une partie de l'air qui les environne; le surplus, disséminé en tous sens, ne peut être évacué.

Considérons donc un fourneau ordinaire muni de sa hotte. A part l'exception, encore très rare (*fig. 4*), de certaines maisons de récente construction, dans lesquelles on attribue à chaque cuisine deux cheminées distinctes, mais souvent encore insuffisantes, destinées l'une (*A*) à la ventilation, l'autre (*B*) aux gaz de combustion du fourneau, il n'en existe presque partout qu'une seule. Le tuyau destiné à conduire la fumée et les gaz de combustion dans cette cheminée unique, pénètre de quelques centimètres dans cette dernière. A côté de lui est ordinairement scellé un petit châssis muni d'une porte que l'on peut ouvrir et fermer à volonté. Lorsque cette porte, nommée trappe, est fermée ou lorsqu'elle n'existe pas et que le tuyau de fumée, entièrement scellé, ne laisse

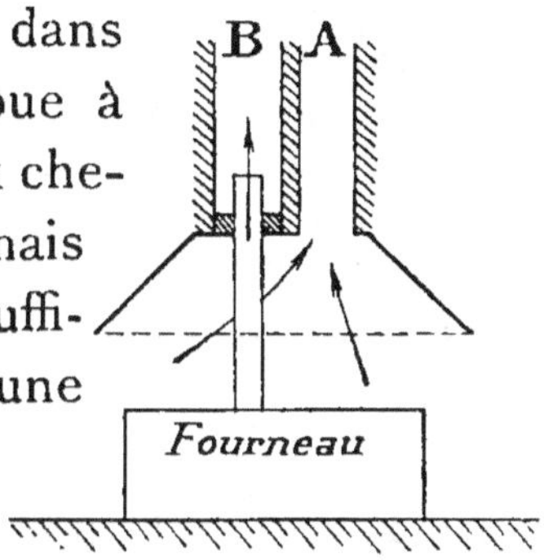

Fig. 4.

aucune ouverture entre son pourtour et les parois de la chemi-née (*fig. 5*), l'atmosphère de la hotte et de la cuisine cesse entièrement de com-muniquer avec la che-minée, qui reçoit alors uniquement les gaz de combustion du foyer arrivant par le tuyau du fourneau. Dans ce cas, la hotte est complètement inutile et comme inexistante.

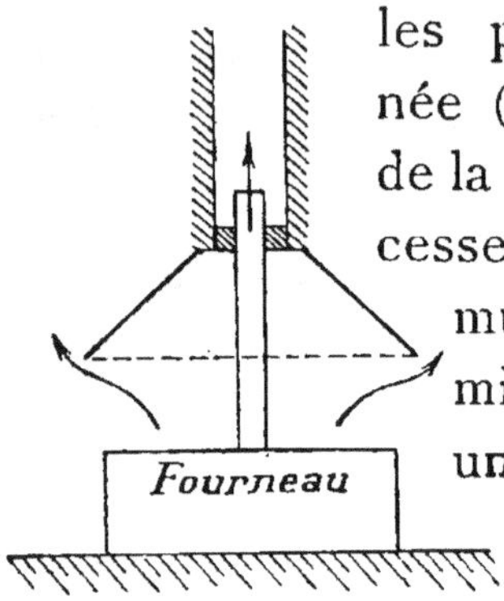

FIG. 5.

Lorsque, au contraire, la trappe existe et est ouverte (*fig. 6*), l'air et les gaz de la hotte s'y trouvent entraînés dans la cheminée, soit par leur propre force ascen-sionnelle due à leur tem-pérature, soit par l'appel que produisent les gaz de combustion, encore plus chauds qu'eux, auxquels ils se mêlent

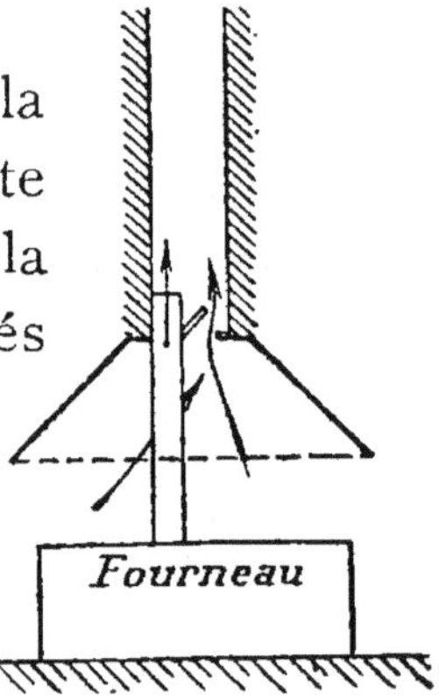

FIG. 6.

pour se rendre sur le toit. Mais dans ce cas (trappe ouverte), le tirage du fourneau est sensiblement ralenti; la température moyenne des gaz mélangés emplissant la cheminée est, en effet, de beaucoup inférieure à celle des gaz de combustion seuls, ce qui diminue leur force ascensionnelle. En outre, lorsque la trappe était fermée, les gaz de combustion disposaient, pour eux seuls, de la section entière de la cheminée, ce qui facilitait leur échappement. Aussi, lorsque l'on veut allumer le feu ou l'activer, il suffit de fermer la trappe pour disposer du maximum de tirage. C'est ce que ne manquent pas de faire les cuisinières instruites par l'expérience ou renseignées par le fumiste, et, comme ce dernier souvent, peu soucieuses des conséquences funestes de cette méthode, lorsqu'elle est mal appliquée. Certaines d'entre elles, en effet, au lieu de ne fermer la trappe que pendant un court instant suffisant pour l'allumage du feu et au moment où le fourneau encore froid n'émet à sa surface aucun dégagement, la laissent longtemps ou constamment fermée, ce qui équivaut à la suppression de la hotte, et se bornent à modérer le tirage à l'aide de la clé ou du registre dont est ordinairement, et à tort, muni le tuyau du fourneau. Elles sont aussi quelquefois encouragées dans cette pratique par le désir d'établir dans la cuisine un régime de température plus élevée, plus confortable, ou par les instructions de maîtres mal inspirés, qui se plaisent à chauffer ainsi, économiquement, une partie, sinon la totalité, de leur logement à l'aide du fourneau de cuisine. Nous avons vu (page 36) combien ce procédé est condamnable. L'économie ainsi réalisée est chèrement payée par les maladies que ce mode de chauffage occasionne ou entretient fatalement.

Effets insalubres du fourneau. — Examinons ce qui se passe dans la marche ordinaire du fourneau de cuisine et analysons quelques faits plus ou moins fréquents qui, grâce à lui, apportent un sérieux appoint à l'insalubrité du logis.

Lorsque le feu n'est pas allumé, la cheminée de la cuisine se comporte comme celles du logement, dont nous avons parlé précédemment (pages 26 et suivantes). Si ses parois sont encore suffisamment échauffées par le feu dernièrement éteint ou par le contact d'autres cheminées en marche, il pourra s'y maintenir un certain tirage de bas en haut, de l'intérieur de la cuisine vers le toit, sinon elle fonctionnera en sens inverse pour introduire du toit dans la cuisine de l'air chargé de gaz divers et appelé dans les autres pièces du logement par les cheminées à tirage normal. Ce fonctionnement renversé de la cheminée de cuisine, qui peut souvent rester inaperçu, malgré ses funestes effets, devient très apparent lorsque, voulant allumer le feu du fourneau après une interruption de marche de plusieurs jours, on voit la fumée se dégager dans la cuisine et se refuser à se rendre dans le sens du tirage normal vers la cheminée, si l'on n'a pas pris la précaution de l'y diriger artificiellement au moment de l'allumage.

Le feu étant allumé et le tirage établi, la plaque de fonte du fourneau s'échauffe progressivement et ne tarde pas à donner lieu à un dégagement de gaz toxiques. On dit que cela sent la fonte chauffée. A ce dégagement se joignent les odeurs et vapeurs que produit, en brûlant, la graisse répandue accidentellement depuis l'extinction du fourneau ou dont certaines cuisinières l'enduisent avec intention pour lui donner une teinte noire uniforme.

Au fur et à mesure que le fourneau s'échauffe, l'air de la cuisine se dilate à son contact et, se mélangeant avec ces divers gaz, s'élève avec eux. Si la trappe du haut de la hotte est fermée, ils ne peuvent s'engager dans la cheminée et se répandent dans la cuisine, dont la porte, même fermée, leur donne passage par ses joints et leur permet de se rendre dans le reste du logement. Leur dilatation produit dans l'atmosphère de la cuisine une augmentation de pression qui les oblige à s'échapper par les moindres issues et les dispose encore davantage à se rendre dans les pièces voisines où le tirage des autres cheminées suffirait d'ailleurs à les appeler.

Si la trappe de la hotte est ouverte, une partie seulement de ces gaz y trouve passage, la section de la cheminée étant toujours de beaucoup trop réduite pour les évacuer tous, en raison du volume considérable qu'ils acquièrent. La partie non évacuée se rend, comme dans le cas précédent, aux autres pièces.

Odeurs de cuisine. — Le fait se constate journellement. On dit que l'on sent la cuisine, dans les diverses pièces, lorsqu'une cuisson quelconque est en train. Or l'odeur que l'on connaît et perçoit bien, quel que soit le mets dont il s'agisse, ne se déplace jamais seule; elle ne fait qu'accompagner les gaz qui nous occupent, auxquels elle est intimement mêlée et qui sont d'autant plus méconnus que la plupart sont inodores. Le redoutable oxyde de carbone est celui qui compose plus spécialement les dégagements de la fonte chauffée au delà de certaine température; il n'a par lui-même aucune odeur et aucune saveur. Mêlé seul à de l'air pur, il ne se révèle que par le malaise qu'il occasionne et que l'on attribue presque toujours à d'autres causes ne présentant pas la même gravité.

Les odeurs de cuisine, souvent inoffensives par elles-mêmes, peuvent ajouter aussi à l'insalubrité lorsqu'elles proviennent, par exemple, de la distillation ou de la décomposition de certaines substances, dont la préparation s'opère sur un feu trop intense. Une viande, une sauce, qui commencent à brûler, une friture qui bout à l'excès, sur un feu trop fort, subissent, au contact des parois trop chauffées des vases qui les contiennent, une décomposition partielle et dégagent des vapeurs et des gaz qui sont de véritables poisons. Ces productions de vapeurs inutiles et nuisibles viennent accroître momentanément, et dans de fortes proportions, le volume de gaz que la cheminée est déjà insuffisante à évacuer.

Pour se débarrasser de l'excès qui la gêne, la cuisinière ouvre-t-elle une fenêtre, une partie des gaz s'échappe par le haut de la fenêtre, tandis que par le bas s'introduit l'air du dehors. Cet air, entrant sans résistance, est facilement entraîné vers les diverses cheminées du logement qui l'appellent, et, chemin faisant, emmène avec lui gaz et odeurs qu'il rencontre sur le fourneau. La partie échappée par la fenêtre n'est d'ailleurs pas perdue pour tout le monde, et les voisins la reçoivent mêlée à l'air que leurs cheminées appellent du dehors.

Tout le monde connaît la nature spéciale de l'air pénétrant dans les logements par les fenêtres situées dans les cours où prennent jour les cuisines. Mais on croit généralement qu'il s'agit simplement d'odeurs de préparations culinaires, agréables même pour certaines personnes qui n'y trouvent que le rappel d'un mets de leur goût. On ignore trop communément que ces odeurs sont toujours accompagnées de perfides gaz inodores (acide carbonique, oxyde de carbone, etc.). Un fourneau en pleine marche, sur lequel ne se trouve aucun mets, suffit, lui seul, à produire les inconvénients et les dangers que nous signalons. Les odeurs, qui peuvent aggraver le mal, ne font souvent qu'en révéler le point de départ.

Le foyer a généralement son ouverture pratiquée dans la plaque de fonte du dessus du fourneau. En marche elle est fermée par une ou plusisurs rondelles de fonte s'emboîtant avec cette plaque et l'affleurant. Lorsqu'on retire ces rondelles pour travailler le feu, renouveler le charbon, il peut se produire subitement par l'ouverture un libre échappement d'une partie des gaz de combustion, et cela peut durer tout le temps que le foyer est ouvert. Ces gaz, très chargés à ce moment d'oxyde de carbone, s'ajoutent à ceux qui précédemment ne pouvaient déjà s'évacuer en totalité par la trappe de la hotte (en supposant qu'elle fût ouverte), et se répandent dans l'atmosphère de la cuisine.

Le même fait se produit, avec une durée beaucoup plus prolongée, lorsque la cuisinière, voulant utiliser la chaleur rayonnante du combustible, pour faire, par exemple, une cuisson sur le gril, place celui-ci directement au-dessus de l'orifice du foyer qu'elle laisse ouvert tout le temps de la cuisson et en ayant d'ailleurs soin d'activer son feu. Dans ce cas, il se produit, en outre, et se dégage des vapeurs et des gaz de nature variée, désagréables et malsains, dus à la distillation et à la combustion incomplète de gouttes de graisse tombant sur le feu.

Exagération du chauffage. — L'exagération du chauffage et la tendance trop répandue, qui consiste à placer toute chose sur le fourneau à l'endroit le plus chaud, ont, elles aussi, de fâcheuses conséquences pour l'hygiène.

Les cuisinières ignorent généralement que, dans les ustensiles dont elles se servent, un liquide bouillant doucement est à la même température que s'il bout tumultueusement. Mais, dans ce dernier cas, il émet une quantité de vapeur beaucoup plus considérable, entraînant d'ailleurs une partie de l'arome de la substance à cuire contenue dans ce liquide. Au lieu d'une simple cuisson, il se produit une distillation partielle, quelquefois même un commencement de décomposition, la substance ayant momentanément, au contact du fond du vase, une température supérieure à celle du liquide et assez voisine de celle du feu lui-même, dans certains cas. Les vapeurs en excès qui se dégagent ainsi viennent augmenter sans cesse le volume de celles que ne peut évacuer en totalité la trappe de la hotte, en admettant même qu'elle soit largement ouverte.

Si l'on observe avec soin la marche d'un

fourneau, on constate que, dans certaines circonstances, son foyer émet au dehors des gaz de combustion à travers ses parois et par l'orifice du cendrier. Ces circonstances se produisent, entre autres, lorsque le feu est excessif et provoque des dilatations exagérées, des ouvertures de joints, ou lorsque le combustible, collant ou tassé, forme une masse laissant peu de vides. Dans ce dernier cas, comme nous l'avons déjà signalé, les gaz produits par la combustion des parties basses ne peuvent pas traverser facilement cette masse de bas en haut, séjournent sous la grille et s'échappent par intermittence de l'orifice du cendrier dans la cuisine.

Le four du fourneau, même fermé, mais surtout lorsqu'il est ouvert, donne issue à des gaz passant du foyer dans le four à travers ses parois plus ou moins poreuses ou fissurées, ou s'y introduisant directement par son petit registre de ventilation, si le tirage n'est pas énergique.

Fourneau à gaz. — Aujourd'hui la plupart des cuisines sont munies d'un fourneau ou réchaud à gaz, en outre de celui dont nous venons de nous occuper. Il est souvent placé n'importe où, à l'aide d'un tuyau de caoutchouc plus ou moins long. Il en existe même dans des cuisines sans cheminée. Quelle que soit sa place, il suffit de signaler que les gaz qui s'en échappent (acide carbonique, oxyde de carbone, hydrogène carboné, gaz d'éclairage non brûlé, etc.), tous plus ou moins toxiques, s'ajoutent à ceux dont nous avons déjà parlé, et que leur mélange avec eux augmente encore l'insalubrité dans de grandes proportions. Si l'on en fait un fréquent usage et durant de longues séances, dans les mauvaises conditions où il est ordinairement placé, il constitue réellement un appareil meurtrier.

Expansion des gaz de la cuisine vers le logement. — De ce qui précède, et pour le résumer, il est facile de conclure que la cuisine, organisée comme elle l'est généralement, est un lieu de production presque continuelle de gaz toxiques. Ces gaz, très dilatés, ont un volume que la capacité de la cuisine ne suffit pas à contenir, malgré l'évacuation partielle qui se fait par la trappe de la hotte. Ils se répandent donc en grande partie, en majeure partie à certains moments, dans le reste du logement. C'est même la presque totalité qui s'y rend ainsi lorsque la cuisine n'a pas de hotte ou que la trappe de celle-ci est fermée. Cette disposition à envahir le logement est d'ailleurs secondée par l'insuffisance des prises d'air des diverses cheminées et par l'intensité de leurs feux. Contrairement à ce qui devrait avoir lieu et malgré les précautions que l'on s'ingénie à prendre pour qu'il en soit autrement, la circulation d'air s'établit donc presque forcément de la cuisine vers le reste du logement.

On s'imagine à tort que l'éloignement de la cuisine et les portes qui la séparent des autres pièces sont une garantie contre les

inconvénients et les dangers que nous signalons. Il n'en est rien. Le mouvement
des gaz dans le sens que nous indiquons
se produit quand même, avec un léger re-
tard au début; mais il se continue ensuite,
pour ainsi dire sans arrêt. Les portes le
ralentissent un peu; elles ne sont jamais
assez hermétiques pour l'empêcher.

C'est ainsi qu'il est à peu près habituel
de voir une habitation entière envahie par
les odeurs de cuisine et les gaz de combustion qui les accompagnent toujours, et que
le plus grand nombre des maisons de campagne, malgré la pureté de l'air qui peut
les entourer, offrent à l'intérieur, à certaines heures, un séjour souvent très défectueux au point de vue de l'hygiène.

CHAPITRE IV

CONDITIONS D'INSALUBRITÉ ET DANGERS DÉPENDANT DU VOISINAGE ET DU DEHORS.

Nous n'avons encore signalé que des causes intérieures d'insalubrité provenant du chauffage, tout en ne les ayant pas toutes mentionnées. Nous allons parler des causes extérieures, celles qui émanent du voisinage de l'atmosphère en général, en nous limitant toujours aux effets dus aux appareils de combustion.

Porosité des parois de cheminées. — Les matériaux mêmes servant à la construction des cheminées sont plus ou moins poreux et laissent passer les gaz plus ou moins librement à travers leur propre substance. Le manque de soin avec lequel trop généralement sont faits les travaux, par suite notamment de l'excès d'eau qu'emploient les ouvriers à la confection de leurs mortiers, contribue à exagérer cette porosité. Il en résulte qu'une partie des gaz de combustion, non seulement de la chambre habitée, mais de celles des étages inférieurs dont les tuyaux sont situés dans ses murs, se répand dans son atmosphère plus ou moins abondamment suivant les circonstances.

Fissures des parois de cheminées. — Dans le voisinage le plus immédiat, mentionnons les fissures, qui, par suite des dilatations et des contractions souvent répétées des matériaux de construction, se produisent dans les parois de cheminées. Occasionnées par les inégalités de température, elles se trouvent singulièrement augmentées par le surchauffage de ces parois, résultant soit du feu que l'on fait habituellement, soit de feux exagérés, accidentels, dits « feux de cheminée ». Ces derniers, qui ne prennent pas toujours les proportions d'un incendie et qui, passant souvent inaperçus, surtout s'ils ont lieu dans la maison voisine, ne sont pas suivis de réparations, produisent dans les parois de nombreux fendillements. Par ces fissures, toujours plus ou moins cachées par des tentures ou des boiseries, une partie des gaz de ces cheminées s'échappent ensuite, à jet presque continu, dans les pièces qui leur sont contiguës. Ils peuvent s'accumuler et circuler sous les parquets, tantôt s'en échappant par les joints, tantôt poursuivant leur marche souterraine d'une chambre dans d'autres plus ou moins éloignées.

Les ventouses, sous les parquets, se fissurent très fréquemment; elles sont, d'ailleurs, établies assez souvent avec négligence. Elles peuvent ainsi, lorsqu'elles sont juxtaposées, communiquer entre elles ou au moins faire communiquer l'intérieur d'une cheminée avec le dessous des parquets. Les cas les plus variés peuvent donc se présenter et l'intoxication résultante peut se manifester d'une façon très sensible, sans qu'il soit facile de préciser le point même où prend naissance la fuite qui l'occasionne.

Les fuites de ce genre, quelque minimes qu'elles soient, peuvent avoir de funestes effets par suite de la continuité de leur action. Si elles existent sous l'emplacement ou dans le voisinage d'un lit, elles affectent chaque nuit la même personne, dont elles peuvent altérer la santé, sans que l'on soit porté à soupçonner la vraie cause de ses malaises ou de ses maladies.

Dans combien de bureaux ou chambres de travail cette cause méconnue n'a-t-elle pas fait attribuer au surmenage nombre d'indispositions (maux de tête, maux de cœur, anémie, etc.) que rien autre ne semblait motiver.

Ajoutons que les jeunes enfants, par leur petite taille ou par leur position assez habituelle, assis ou courbés sur le plancher, sont longtemps exposés à ces dégagements, qui, avant de se répandre dans l'ensemble de la pièce, se produisent, s'introduisent et cheminent dans les parties basses, où ils sont à l'état de plus grande concentration.

Escalier. — La porte d'entrée du logement sur l'escalier est souvent une source sérieuse d'insalubrité.

La cage de l'escalier est généralement fermée de toute part et il s'y accumule, jour et nuit, des gaz malsains qui pénètrent dans les logements, appelés par le tirage des cheminées, chaque fois que l'on ouvre la porte d'entrée et même d'une manière continue parce que cette porte ne ferme jamais hermétiquement. Ces gaz ont, suivant les cas, diverses provenances. Assez fréquemment, la cuisine du logement de concierge, située au bas de l'escalier, en est une source abondante et presque continuelle. En outre de son fourneau à charbon, cette cuisine est souvent pourvue d'un fourneau à gaz. Nous avons vu ce que produit l'ensemble de ces appareils. Le soir, l'éclairage de l'escalier au gaz fournit un sérieux appoint. Il en est de même du calorifère, dont sont aujourd'hui pourvues bon nombre de maisons. Nous renvoyons pour ce qui concerne ce dernier à ce que nous en avons dit (pages 47 à 53).

Citons encore pour l'escalier une source de mauvais gaz qui ne manque pas d'importance. Un ou plusieurs logements sont-ils inoccupés dans la maison, leurs cheminées sans feu sont autant de prises d'air qui, obéissant à travers les joints des portes d'escalier, à l'appel des cheminées à feu des logements occupés, introduisent l'air venant du toit mêlé de gaz de combustion. Ces gaz se répandent de façon continue dans l'atmosphère de l'escalier. L'odeur de suie qu'il est si facile de constater en pareil cas rend très sensible pour tout le monde le fait que nous signalons.

Nous ne considérons jusqu'à présent que ce qui se passe pendant la saison des chauffages. Nous verrons plus loin (page 96) ce qui se produit dans la saison chaude.

Nous avons cité les principales causes d'insalubrité qui se trouvent dans le voisinage le plus immédiat, à la porte même du logement. Si nous élargissons un peu le champ de nos investigations, la question se complique par suite de la grande variété des situations; les phénomènes à observer sont, suivant les cas, d'une durée plus ou moins prolongée, plus ou moins intermittents ou accidentels. Les uns peuvent provenir de causes voisines permanentes ou discontinues, les autres de causes analogues plus éloignées. D'autres varient beaucoup d'intensité suivant des circonstances très variables elles-mêmes. Les conditions atmosphériques ont sur la plupart une notable influence. Nous ne pouvons donc apporter aucune méthode dans leur description et nous nous bornons à citer successivement divers faits ayant pour résultat de vicier l'air qui, environnant le logement, s'y introduit au fur et à mesure des appels qui se produisent.

Cuisines voisines. — Si, dans une cuisine, le fourneau est sans hotte, ou que sa hotte soit fermée, ou que le débit de sa trappe soit insuffisant, nous avons vu qu'il peut arriver fréquemment que les gaz et vapeurs, non évacués par sa cheminée et incomplètement appelés par les autres cheminées du logement, se répandent dans le voisinage. Ce dégagement peut se prolonger assez longtemps et avoir assez d'intensité pour rendre jusqu'à une grande distance l'atmosphère très malsaine à respirer.

Chute des fumées sur le sol. — Les gaz de combustion et les fumées qui sortent du haut des cheminées ne s'élèvent pas pour se disséminer et se perdre en totalité dans les régions hautes de l'atmosphère, comme on pourrait se l'imaginer. Une partie se trouve bien ainsi entraînée dans cette direction, mais retombe plus loin après s'être refroidie. Une autre partie retombe presque immédiatement sur le sol. Cette chute est plus prompte si le feu est peu actif ou s'il vient d'être alimenté de combustible. Les gaz et les fumées qu'il émet sont alors à une température peu élevée; ils s'échappent avec moins de vitesse, se refroidissent plus complètement et plus vite à leur sortie et ceux de leurs éléments plus lourds que l'air qui les environne retombent sur le sol.

Ce fait, qui se produit presque par tous les temps, est néanmoins facilité par certaines circonstances, telles que le brouillard, le temps orageux, la pluie, la neige. Le brouillard, l'hiver, en ville, est toujours d'une teinte bleuâtre due aux fumées qu'il arrête au passage et fait retomber. Son odeur ne laisse aucun doute à ce sujet. Souvent ce que l'on prend pour du brouillard n'est autre chose qu'une atmosphère enfumée de façon générale et contenant peu de brouillard mélangé avec beaucoup de fumée.

En rase campagne, par un temps calme, on sent, on voit même tomber sur le sol, auprès d'une maison isolée, la fumée qui sort de sa cheminée.

Dans le voisinage d'une ligne de chemin de fer, dans l'intérieur même des wagons d'un train, on sent la fumée et les gaz de combustion, qui, s'élevant d'abord un peu dès leur sortie de la cheminée de sa locomotive, redescendent assez rapidement pour tomber au sol, sans que le train lui-même puisse échapper à leur atteinte. Le malaise, quelquefois assez violent, que certaines personnes éprouvent fréquemment en voyage, n'a le plus souvent pas d'autre cause. Si le temps est calme, ces gaz séjournent tout le long de la voie et leur odeur est encore manifeste longtemps après le passage du train. Si la ligne est très fréquentée, cette odeur peut se percevoir d'une manière presque continue, par certains temps, en des points où l'air se renouvelle difficilement. Il n'est pas rare de voir des vallées entières enfumées pendant de longues heures, soit par les trains qui les parcourent, soit par les feux qu'on y allume en certains points pour détruire de mauvaises herbes. Cette dernière pratique ne devrait-elle pas être interdite, en faisant d'ailleurs comprendre à la plupart de ceux qui s'y livrent tout l'intérêt qu'ils auraient à mieux utiliser les détritus qu'ils détruisent ainsi?

On voit tous les jours, en ville, des cheminées, fumant avec abondance, rabattre dans la rue leur fumée qui se répand au gré du courant d'air dans tout le voisinage. Celles d'où l'on ne voit point sortir de fumée, parce que leurs feux en sont arrivés à la période de combustion vive, ou sont alimentés de combustibles ne produisant pas de fumée, n'en laissent pas moins retomber sur le sol avoisinant leurs gaz invisibles.

On croit assez généralement qu'un vent violent entraîne plus facilement tous ces gaz et ces fumées dans les régions hautes. Ce n'est pas toujours vrai. Le vent rasant les toits peut, suivant son intensité, faire obstacle au passage des gaz ascendants, qu'il entraîne un peu à son contact, mais qui, se heurtant au moindre obstacle, perdent leur vitesse et se rabattent dans une rue transversale, une cour, etc. Il y a mouvement général, rapide de l'atmosphère, mais peu d'échange entre les régions basses et les hautes. C'est le même mauvais air qui circule de rue en rue, en s'agitant sans grand renouvellement, sauf dans les voies orientées dans le sens du vent et pouvant recevoir de l'une de leurs extrémités de l'air pur. Cette agitation a néanmoins l'avantage de mélanger plus intimement entre eux les mauvais gaz et de constituer finalement une atmosphère de qualité moyenne moins mauvaise à respirer.

Les cheminées en outre ne tirent, dans ce cas de vent violent, que par intermittence, leur orifice sur le toit étant comme obstrué momentanément par le passage du vent rapide, qui met obstacle à la sortie de la colonne de gaz chauds et même la refoule en s'engageant lui-même dans la cheminée.

En temps calme, la descente des gaz sur le sol est favorisée dans une certaine mesure par l'appel général que produisent les différentes prises d'air de toute nature sur les façades. Ces prises d'air consistent en ventouses, fenêtres ou portes, ouvertes ou fermées non hermétiquement. Leur ensemble est loin d'être négligeable. Une maison de 15 à 20 mètres de façade peut avoir facilement sur sa cour de quarante à cinquante prises d'air de ventouses, et souvent davantage.

Dans une cour de maison fermée du bas, cet appel se produit de façon sensible, et l'on y voit fréquemment une partie des fumées voisines descendre régulièrement. Si, au contraire, la porte de la cour est ouverte et que la température de la rue soit inférieure à celle de la cour, l'air de la rue peut s'engager dans la porte pour s'élever dans la cour et alimenter, chemin faisant, les prises d'air dont nous parlons; c'est, dans ce cas, la rue qui subit le rabattement des fumées, au moins au regard de la maison en question. Si, dans ce même cas où la porte de la cour est ouverte, les conditions atmosphériques déterminent un mouvement de l'air se dirigeant de la cour vers la rue, la cour peut être considérée comme un vaste entonnoir dans lequel se déversent les gaz sortant des cheminées qui l'entourent pour se rendre de là dans la rue. Chemin faisant, une partie de ces gaz pénètre dans les portes, fenêtres, prises d'air où le moindre appel les attire.

Il arrive souvent que, par suite de cette chute des fumées et des gaz du haut des toits vers le sol, les étages supérieurs d'une maison, réputés cependant comme les mieux aérés et préférés comme plus hygiéniques, offrent à ce point de vue de moins bonnes conditions que les étages inférieurs. Ils sont, en effet, les premiers à recevoir ces courants venant des toits, lorsqu'ils sont encore très denses, avant leur épanouissement et leur mélange avec de l'air relativement plus pur. Toutes ces circonstances, on le comprend, sont variables et dépendent des situations respectives des maisons dont il s'agit, de la nature de leur voisinage, de la direction plus habituelle des courants, etc.

On voit déjà par ce simple aperçu combien peuvent être variés les phénomènes à observer; mais toujours est-il qu'ils influencent tous la salubrité d'une façon regrettable.

Industries diverses. — Certaines professions, certaines industries, qui s'exercent en pleine ville, apportent par l'imperfection de leurs installations un contingent de gaz toxiques d'autant plus dangereux qu'elles se multiplient aujourd'hui davantage, et il est, par suite, bien peu de quartiers, ou même peu de maisons, que leur voisinage puisse laisser indifférents.

Citons d'abord les *boulangers, les pâtissiers, les confiseurs, les restaurateurs*, dont les aménagements en sous-sols sont aujourd'hui l'objet de grands soins, de luxe même, et laissent pourtant bien souvent à désirer au point de vue spécial qui nous occupe. Chez certains, la section de la cheminée est loin de suffire à tout moment pour l'évacuation des gaz produits, dont une partie s'échappe alors dans la rue, au niveau du sol. Chez d'autres, il existe des fourneaux en fonte, sans hotte, dont les émanations toxiques n'ont d'autre issue que les portes, les fenêtres ou les soupiraux des locaux où ils sont situés. Chez la plupart, la cheminée, de hauteur insuffisante, déverse sa fumée et ses gaz à jet massif dans les rues et cours voisines. Cette fumée, alourdie par la grande quantité d'eau qu'elle renferme, si le combustible employé est le bois, tombe en masse compacte trop rapidement pour avoir le temps de se mélanger avec l'air ambiant; elle est d'autant plus malsaine pour ceux qu'elle atteint au passage.

La torréfaction du café se fait, soit à domicile pour les besoins du ménage, soit en grand chez des industriels spéciaux. Dans le premier cas, l'opération se fait généralement à l'aide d'un petit brûloir à charbon de bois, sans cheminée, en pleine cuisine, ou près de la fenêtre plus ou moins ouverte. Dans le second cas, souvent plusieurs appareils fonctionnent ensemble et de façon presque continue. Ils sont de plus grandes dimensions, généralement alimentés au coke, et, s'ils sont munis d'un tuyau communiquant avec une cheminée, ils ont trop souvent leur foyer largement ouvert en pleine atmosphère, tout au moins lorsque la trop grande chaleur oblige à en écarter le brûloir pendant un temps plus ou moins long, pour modérer la torréfaction. Dans les deux cas, il y a donc des dégagements considérables de gaz de combustion et presque continus. On se plaint, dans le voisinage et même à d'assez grandes distances, de l'odeur du café; ce sont surtout, sans qu'on en ait conscience, les gaz de combustion auxquels elle se mêle, qui incommodent et produisent un commencement d'intoxication.

Citons encore *les rôtisseurs de marrons, les marchands de friture,* etc., avec leurs feux en plein air sans cheminée, la plupart des petits *restaurants, marchands de vin,* dont les fourneaux, le plus souvent sans hotte, servent à faire la cuisine et à chauffer les clients. Tous les gaz émanant de ces différentes sources ont pour issue la porte même de la rue ou de la cour et se mêlent librement à l'atmosphère.

Et les *cuisines en sous-sol* de certaines maisons particulières, qui se débarrassent au dehors, par leurs soupiraux, de tous les gaz et vapeurs que refusent leurs cheminées.

Aux heures habituelles de la préparation des repas, il règne à peu près partout, et surtout dans certains quartiers plus populeux, une atmosphère, dite lourde, pénible à respirer, qui, surchargée de gaz de combustion, constitue un mélange malsain pour tout le monde, meurtrier pour certains malades.

Nous devons aussi parler des *foyers des bitumiers* qui, dans certaines occasions, viennent s'installer en permanence sous les fenêtres de telle maison, pendant de

longues heures, quelquefois plusieurs jour-
nées consécutives, et par équipes de plusieurs appareils. Leur fumée et leurs gaz de
combustion, qu'il ne faut pas confondre
avec l'odeur des vapeurs de goudron avec
lesquelles ils se mélangent, se répandent
dans les quartiers voisins. Mais, près de leur
sortie de chaque appareil, ils cheminent en
masse compacte le long des maisons sur
lesquelles les jette le courant d'air régnant.
L'atmosphère qui en résulte en cet endroit
est intoxicante au maximum et, malsaine
pour les gens bien portants, elle peut être
funeste aux malades, qui, immobilisés, ne
peuvent s'en défendre.

A cette liste déjà longue, ajoutons les
foyers ambulants des mêmes bitumiers,
ceux des *vidanges à vapeur*, des *locomobiles*
installées en pleine rue à l'occasion d'une
maison en construction et répandant leur
fumée dans la rue même à une hauteur insignifiante; les *forges portatives* installées à
la même occasion et qui, pendant plusieurs
mois, à la même place, emplissent l'atmos-

phère de leurs gaz et de leur épaisse fumée que l'on n'a pas la précaution de diriger dans une cheminée voisine ; les *moteurs à gaz pauvre* dont l'emploi se multiplie aujourd'hui, notamment pour les usages de la petite industrie, s'installant un peu partout ; ces moteurs peuvent être cités comme de sérieux producteurs d'oxyde de carbone.

Nous devons mentionner aussi les *automobiles à vapeur* ou à *pétrole*, dont le nombre croît chaque jour et qui, malgré les perfectionnements croissants de leur fabrication, rendent déjà pénible à respirer l'atmosphère de la rue, dans les quartiers et aux heures où leur passage est incessant. Il faut souhaiter que les progrès de l'industrie permettent bientôt de pouvoir n'autoriser dans les villes que l'usage des voitures électriques.

Il est des *maisons peu élevées* qui ont les orifices de leurs cheminées débouchant plus bas qu'une partie des fenêtres des maisons voisines dans lesquelles elles envoient leurs fumées.

Ne suffit-il pas de mentionner sans explications le voisinage d'une *ligne* ou d'une
gare de chemin de fer? La quantité considérable de gaz de combustion et de fumée
qui s'y dégage d'une manière à peu près
continue peut-elle être sans influence sur la
composition de l'atmosphère?

Et les *grandes usines,* qui se multiplient
de plus en plus dans tous les quartiers, soit
pour l'installation de force motrice, soit
pour la production de la lumière. On se
plaint généralement de ce que leurs cheminées ne sont pas assez élevées et déversent leurs fumées sur les quartiers voisins.
La vue suffit souvent à constater ce fait
que nous avons déjà expliqué. Mais la surélévation de la cheminée ne serait qu'un
remède bien incomplet. L'habileté des
chauffeurs serait souvent bien préférable.
La plupart d'entre eux, sans prendre les
précautions voulues, chargent à l'excès
leurs feux, soit au moment même de l'allumage, soit en cours de marche. Le combustible, pendant un temps plus ou moins long,

distille avec abondance, émet des vapeurs lourdes et des gaz, dont la température est encore trop basse pour leur permettre de s'élever facilement à la sortie de la cheminée. Ils retombent donc en majeure partie dans la rue voisine où ils se répandent entraînés par le vent régnant.

Sans vouloir trop multiplier nos citations, nous ne pouvons pourtant pas omettre de signaler, après les *usines* de l'intérieur, celles plus nombreuses qui entourent généralement les villes. Si toutes ne sont pas réputées malsaines et insalubres, d'après leur classification admise, elles le sont pourtant au point de vue qui nous occupe, à cause du dégagement continuel de gaz de combustion, auquel donne lieu dans la plupart la production seule de leur force motrice.

Certaines d'entre elles ajoutent encore à ce contingent un appoint, qui est loin d'être négligeable, par les gaz plus dangereux provenant de leur fabrication spéciale et dont une notable partie échappe aux traite-

ments d'absorption et de condensation im-
posés par les règlements de salubrité. Inutile d'insister sur les effets produits par ces
courants malsains sur les habitants, qui,
par suite de la direction la plus habituelle
des vents régnants, se trouvent assez régulièrement sur leur passage.

CHAPITRE V

CE QUI SE PASSE EN SAISON CHAUDE

Nous avons jusqu'à présent considéré la situation telle qu'elle existe généralement dans la saison froide, avec des feux de chauffage allumés et les fenêtres fermées. Nous allons examiner maintenant ce qui se passe en saison chaude.

Logement sans aucun feu. — Plusieurs cas sont à envisager. Parlons des principaux.

Le logement ayant ses cheminées sans aucun feu, ni pour chauffage, ni pour cuisine, les fenêtres et portes extérieures étant fermées, nous avons vu qu'il s'établit dans les cheminées dont les parois sont les plus chaudes un tirage de bas en haut alimenté

par un rabattement inverse de haut en bas
dans les autres. L'air, ainsi introduit du
toit, se charge, au passage, de gaz toxiques
condensés dans les suies et les matériaux,
et les répand dans les diverses chambres
qu'il traverse pour se rendre aux cheminées
plus chaudes. Cet air peut même, avant son
introduction par le haut de la cheminée, sur
le toit, être mêlé ou presque exclusivement
constitué de gaz sortant des cheminées de
logements voisins ayant leurs feux allumés;
il n'en est alors que plus toxique.

Une fenêtre ouverte peut, suivant son
exposition, empêcher, diminuer ou, au contraire, favoriser ce phénomène. Si elle est
exposée au froid, l'air qu'elle reçoit du
dehors peut être plus froid, et par suite plus
lourd, que celui de toutes les cheminées du
logement. Ce sera, dans ce cas, l'air du dehors, l'air relativement bon, qui s'introduira
par la fenêtre et traversera la chambre pour
se rendre aux cheminées. Si, au contraire,
l'air du dehors est le plus chaud, par suite
le plus léger, c'est lui qui s'élèvera et, fai-

sant, du dedans au dehors, appel par la fenêtre, y entraînera celui des diverses cheminées. C'est donc ce dernier qui se répandra dans les chambres et qu'on y respirera. C'est le cas qui, l'été, se produit le plus fréquemment, presque constamment, au moins pendant le jour. Il se produit même sans fenêtre, par les joints des portes et des fenêtres. Tout le monde constate journellement, l'été, qu'un logement fermé émet par les joints de ses portes une odeur de suie, et qu'en y pénétrant, on respire mal, on éprouve de l'étourdissement, mal de tête, mal de cœur, etc.

On ressent les effets d'un commencement d'intoxication, si l'on prolonge le séjour sans aérer.

Les choses se passent ainsi, à des degrés variables d'intensité, par les temps chauds, dans presque tous les logements. Il en résulte, pendant des périodes quelquefois assez longues, un courant continu du mauvais air dont nous venons de décrire l'origine et se répandant dans l'atmosphère par

les portes et fenêtres ouvertes ou fermées
non hermétiquement. L'effet est rendu
encore plus sensible par un temps orageux, l'atmosphère se renouvelant peu;
on constate presque partout l'odeur de la
suie. Cette altération de l'atmosphère contribue pour beaucoup au malaise général
qu'on y éprouve à respirer et que l'on attribue uniquement, à tort, à son état orageux. En ville une rue peut contenir, par
100 mètres de parcours, de 300 à 400
fenêtres, ce qui explique facilement l'intensité possible du phénomène que nous
signalons.

C'est le même que nous avons mentionné
au sujet de l'escalier (page 78). Mais c'é-
tait alors l'appel des cheminées à feu qui le
déterminait en saison froide, tandis qu'en
saison chaude c'est la température de l'atmosphère extérieure, plus élevée que celle
de l'intérieur des cheminées, qui le provoque
dans chaque chambre, ce qui explique sa
plus grande généralisation. Il peut s'établir
ainsi, dans la presque totalité d'une ville,

un régime, un climat, plus ou moins durable peu favorable à la santé.

La cheminée ordinaire, que l'on considère habituellement comme un appareil de ventilation naturelle et efficace, pourrait à la rigueur être considérée comme telle dans le cas assez rare où, de construction neuve, elle n'a pas encore contenu de feu, et à condition que l'air provenant du toit ne soit pas vicié. Mais elle peut devenir et elle est le plus souvent nuisible, dangereuse même. Telle personne l'été, gardant la chambre, assise non loin de la fenêtre ouverte, s'imagine être en bon air, tandis qu'elle peut, en certains cas, ne profiter que fort peu de l'air du dehors et respirer surtout celui de la cheminée qui traverse la chambre, en un courant lent, presque continuel, pour se rendre de la cheminée à la fenêtre. Si la cheminée est, sur le toit, voisine d'une autre émettant des gaz de combustion, le cas s'aggrave et peut devenir un véritable danger. Une personne malade, couchée près de la cheminée, respire l'air qui en sort pour se répandre dans la chambre, alors qu'il est le plus chargé de ces gaz, avant qu'il se soit mélangé avec d'autre air moins mauvais, et malgré la fenêtre ouverte, elle se trouve exposée à une réelle intoxication lente. Si même, dans la chambre, deux fenêtres sont ouvertes pour y établir un courant d'air procurant une fraîcheur relative, ce courant détermine par entraînement un appel plus ou moins rapide de l'air de la cheminée sans feu et une introduction continue de cet air dans la chambre. Une personne, placée entre la cheminée et la fenêtre par laquelle le courant d'air sort, peut être satisfaite du rafraîchissement qu'elle éprouve ; mais l'air qu'elle respire peut, suivant les cas signalés, être de qualité fort médiocre.

Fourneau de cuisine allumé. — Supposons maintenant, dans le logement, le fourneau de cuisine allumé ; c'est le cas assez général. Nous avons vu qu'il est une source abondante de gaz nuisibles qui se répandent là où le tirage les appelle. Si la fenêtre d'une chambre est ouverte et exposée plus chaudement que celle de la cuisine, ouverte elle-même, c'est par cette dernière que l'air, plus frais et plus lourd, entrera pour se rendre à celle de la chambre, et y entraînera les gaz du fourneau. C'est ainsi que presque continuellement, l'été, le fourneau de cuisine emplit de ses gaz l'atmosphère du logement exposé comme nous l'avons supposé, ce qui est le cas le plus habituel.

Il va sans dire qu'à la campagne les choses se passent de même, avec cette différence pourtant que, dans le cas de maison isolée ou assez éloignée des autres, le mauvais air qui s'échappe au dehors s'y mélange avec un assez grand volume d'air pur et devient, en s'éloignant, moins nuisible qu'il ne l'est à l'intérieur ou dans le voisinage immédiat de la maison. A la ville, au contraire, le mauvais air, à peine sorti d'une fenêtre, est repris par une autre, sans avoir le temps de s'améliorer, en supposant même que l'air qu'il rencontre en sortant et avec lequel il se mélange soit de meilleure qualité que lui. Il peut arriver, en effet, que, momentanément au moins, l'air du dehors soit déjà le plus vicié. Par certains temps, calmes et chauds, il se meut à peine, ne se renouvelle pas. Il s'y accumule sur place les gaz toxiques provenant des différentes sources que nous avons déjà signalées et d'autres encore que nous passons sous silence pour abréger. On dit alors que l'air est lourd.

Il n'est pas douteux que, dans certaines conditions atmosphériques, par un temps orageux notamment, l'air est naturellement pénible à respirer. Chacun connaît cette impression accablante que l'on éprouve en pareil cas et dont souffrent plus particulièrement, entre autres, les personnes atteintes d'affections du cœur ou des voies respiratoires. Mais, en rase campagne, loin de toute habitation, à l'écart des mauvais courants, il est beaucoup plus facile de supporter cette désagréable épreuve. C'est parce que, en ville ou à proximité des sources de mauvais gaz, ce sont précisément ces gaz qui constituent une notable partie de l'air que nous respirons. Nous subissons, dans ce cas, une intoxication plus ou moins forte, dont le degré d'intensité dépend pour chacun de nous de sa situation locale et aussi de son état de santé personnel.

CHAPITRE VI

Nous pouvons paraître faire le tableau un peu noir. Nous désirons pourtant que l'on ne se méprenne pas sur notre pensée et sur notre but. Nous ne prétendons pas que, partout et toujours, on soit soumis en même temps à toutes les causes d'insalubrité que nous signalons. S'il en était ainsi, personne n'y saurait résister et la plupart de ces causes cesseraient, faute d'êtres vivants pour les provoquer. Nous appelons seulement l'attention sur les faits qui peuvent se produire, qui se produisent journellement, à l'insu de la plupart de ceux qui en souffrent, à l'insu même, trop souvent, de ceux qui, les subissant eux-mêmes, sont appelés à soulager ces souffrances ou de ceux qui pourraient et devraient en réduire le nombre par une étude plus attentive des moyens d'en faire cesser les causes.

Variations et alternatives des atteintes. — Mais si tous les phénomènes menaçants auxquels nous sommes exposés ne se produisent pas simultanément au même point pour affecter le même patient, nous pouvons dire néanmoins que chacun de nous est loin de n'en subir à chaque instant que la moyenne, et qu'il est, à certains moments, atteint, sinon par un maximum, au moins par un excès contre lequel il peut être impuissant à se défendre et aux effets duquel il peut succomber.

On peut être, au moins momentanément, exposé à respirer un air très chargé de gaz toxiques, dans lequel leur proportion atteigne ou dépasse même celle qui peut mettre notre vie en question, et échapper néanmoins à ce danger par la cessation subite ou la simple déviation du mauvais courant qui l'avait fait naître. Mais ce risque momentané n'est pas sans porter atteinte à notre santé, surtout s'il a été de quelque durée ou s'il se renouvelle plus ou moins fréquemment. :

Pour mieux fixer les idées, rappelons qu'une atmosphère contenant 1 pour 100 d'oxyde de carbone est immédiatement mortelle et supposons qu'à proximité d'un dégagement de ce gaz nous arrivions à respirer un air en contenant 1/2 pour 100 ; nous ne serons pas atteint mortellement, mais fortement affecté. Et, si la situation se prolonge, même avec de moindres proportions, nous serons certainement en danger.

Perpétuité de certains effets. — Rappelons même, à ce sujet, qu'il a été constaté que les funestes effets de l'oxyde de carbone sur certains de nos organes sont permanents, c'est-à-dire non réparables avec le temps et que, par conséquent, les récidives de ses atteintes ne peuvent qu'accumuler en nous une somme progressive de détériorations de ces organes, sans espoir de retour à l'état normal.

Importance des moindres causes. — Nous ne saurions trop insister sur cette considération que les atteintes les plus minimes ont toutes leur importance, puisque leurs effets s'ajoutent les uns aux autres et que c'est leur somme qui finalement produit en nous le mal dont nous avons à souffrir. La moindre de celles que nous avons eu à signaler, et qui peut paraître banale en elle-même, a donc l'importance de la goutte d'eau qui fait déborder le vase. Elle peut, soit seule et souvent répétée, soit renforcée par l'action simultanée d'autres également minimes, mettre le comble à la mesure que nous soyons capables de supporter. Aucune d'elles ne saurait donc être négligeable.

A l'homme de l'art lui-même, appelé au secours du malade, peuvent échapper certaines influences très directes, d'une importance capitale, dont on n'a pas pris l'habitude de se préoccuper, faute d'entrer dans le menu détail qui les concerne. Nous espérons ne pas faire œuvre inutile en cherchant à appeler sur elles l'attention et en exposant comment, à notre avis, elles éclairent certaines situations, certaines questions restées souvent dans le doute et même totalement négligées et inexpliquées.

Aggravation continuelle de la situation. — Que l'on ne vienne pas nous objecter que depuis longtemps les choses se passent ainsi et que l'on vit quand même, que l'hygiène a fait de grands progrès, que la mortalité a diminué, etc. Nous répondons avec la plus entière conviction que, si des progrès notables ont été faits pour améliorer les conditions d'existence sous d'autres rapports et s'ils ont contribué dans une large mesure à prolonger la moyenne de la vie humaine, la situation spéciale que nous avons ici pour but d'analyser n'a fait que s'aggraver dans son ensemble et s'aggrave de jour en jour. La science a beau mettre à notre disposition des moyens de plus en plus nombreux d'y porter remède, nous ne le faisons encore que dans de trop rares exceptions, d'une manière isolée et fort incomplète pour chaque cas. En attendant l'époque encore lointaine où l'application de ces moyens finira par se généraliser davantage, le fléau augmente, au contraire, avec une rapidité et une intensité que notre insouciance, notre routine nous empêchent de constater et que notre égoïsme ne fait qu'accroître.

Causes relativement récentes de l'aggravation. — N'est-il pas évident, en effet, pour tout observateur sans parti pris, que depuis quelques années, les diverses sources de production de gaz toxiques que nous avons passées en revue se sont multipliées dans des proportions considérables et ne cessent de se multiplier ? Quelle est aujourd'hui la cuisine qui ne possède son fourneau de fonte, à la ville ou à la campagne, fourneau souvent chauffé au rouge? Toute maison à la ville est à peu près pourvue à chaque étage d'un ou plusieurs réchauds à gaz, installés presque tous sans la moindre précaution pour l'échappement des gaz de combustion. Certains de ces réchauds, de grandes dimensions, sont situés dans des ateliers et allumés d'une façon continue pour répondre à des besoins variés, sans être mis en communication avec aucune cheminée d'évacuation. A la campagne et souvent à la ville on a recours aux réchauds à pétrole dans les mêmes conditions. Le désir du confortable, du bien-être a fait chercher à toute époque les moyens de s'assurer à domicile par les temps froids un accroissement de température. Mais c'est depuis quelques années que les développements de l'industrie du chauffage se sont nettement accusés. Les appareils de toute sorte se sont tout à coup multipliés et répandus. Dans la plupart, malheureusement, le résultat cherché et obtenu a été la production, à l'aide d'organes aussi réduits

que possible, d'une chaleur aussi grande
que possible. De là l'apparition presque
subite, l'usage généralisé, d'appareils mi-
nuscules chauffant à l'excès, de la manière
la plus insalubre, la presque totalité des
locaux habités. Ajoutons que, par une
exagération simultanée des précautions
prises pour éviter les déperditions de cette
chaleur malsaine, considérée, sinon comme
bienfaisante, au moins comme confortable,
on a perfectionné les moyens de calfeutre-
ment des logements, de façon à supprimer
presque totalement, dans beaucoup de cas,
la ventilation, jusqu'à nuire même au tirage
des appareils de chauffage employés.

Les calorifères fixes, chauffant des maisons entières, se sont multipliés rapidement ; de même, les appareils de chauffage,
fixes ou mobiles, spéciaux aux logements,
les appareils à combustion lente, les installations de salles de bains privées, avec
chauffage au gaz, les automobiles, les machines à vapeur, à gaz, à pétrole, à l'intérieur des habitations, les locomobiles et

feux de forge des travaux en pleine rue, les chemins de fer, leurs machines fixes, leurs locomotives, etc. De ce dernier chef, l'aggravation de la situation ne saurait échapper à personne. Certaines lignes de chemins de fer donnent lieu, surtout dans les villes, à leurs points terminus, à un va-et-vient incessant, incomparable avec celui d'une époque même peu reculée. Les départs, les arrivées, les manœuvres ne se succèdent plus, mais sont simultanés sur plusieurs voies et sans interruption. Certaines gares sont devenues de véritables grandes fabriques de gaz toxiques s'exhalant à jet continu.

On s'habitue à vivre dans un milieu presque constamment défectueux que l'on finit par considérer comme normal ; il exerce pourtant, quand même, à notre insu, son action funeste. Pour expliquer cette action, on s'égare souvent dans les hypothèses les plus variées, qui la justifient quelquefois assez mal et pourraient même aussi bien être invoquées en sens inverse.

Interprétation physiologique. — En se référant aux lois naturelles et aux principes de physiologie que nous avons rappelés au début de notre travail, les interprétations ne semblent-elles pas, au contraire, s'imposer de façon assez naturelle ? Sans méconnaître les autres influences indiscutables, nous nous bornons toujours ici à n'envisager que la part revenant à celle du chauffage.

Les gaz dont nous avons examiné les occasions fréquentes de mélange avec l'air à respirer sont principalement l'acide carbonique, l'oxyde de carbone, l'acide sulfureux, l'hydrogène carboné. Pour simplifier, nous ne citons pas d'autres gaz ou vapeurs, dont l'action nuisible, en s'ajoutant à celle des précédents, ne peut encore qu'aggraver la situation et donner plus de force à nos déductions. L'introduction de l'un de ces gaz dans les poumons, en mélange avec l'air, lui permet, nous l'avons déjà dit, de se diffuser avec lui à l'infini dans tous nos tissus, à l'aide de la circulation sanguine. Il y produit, comme il le ferait dans une lampe ou un foyer, le ralentissement de la combustion, et cela dans une mesure qui dépend de sa proportion dans le mélange et du degré de vitalité des tissus. Si cette proportion dépasse certaines limites, il peut y avoir presque cessation complète de combustion et en outre empoisonnement suivi de mort. En dessous de ces limites, n'est-il pas logique d'admettre que, toujours par analogie avec ce qui se passe dans une lampe ou un foyer, la combustion entravée, s'opérant d'une façon incomplète, laisse circuler anormalement et déposer dans nos tissus des matériaux en voie d'élaboration qui ne peuvent subir qu'incomplètement la transformation finale à laquelle ils étaient destinés. Nous sommes dans le cas d'une lampe qui fume et s'encrasse.

Modifications des organes et des fonctions. — Ces matériaux, dont la nature varie avec celle des gaz intervenus, avec le degré d'imperfection de la combustion, avec le degré d'avancement de leur élaboration et la prédisposition du sujet, se localisent avec excès à la longue dans divers organes, où ils déterminent, suivant les cas, des affections spéciales. Ces organes eux-mêmes subissent, dans leur rénovation incessante, de lentes et progressives transformations; leur constitution, leurs fonctions cessent d'être normales; elles peuvent être totalement modifiées et même supprimées. Elles sont au moins très profondément altérées.

Les affections résultantes peuvent être momentanées ou durables, suivant que l'action de la cause première est moins ou plus prolongée. La liste à en citer serait trop longue et pourrait comprendre la majeure partie des indispositions ou maladies connues. Nous sommes loin de prétendre que l'intoxication par les mauvais gaz respirés soit l'unique cause de ces maux. Mais, dans beaucoup de cas, elle suffirait à les déterminer; dans tous, elle ne peut que les aggraver. On peut ériger en principe, sans craindre la contradiction, que, toute maladie, toute affection étant très directement influencée par la circulation sanguine, et cette dernière dépendant essentiellement de la respiration et de la qualité de l'air respiré, la moindre altération de cette qualité nuit à la guérison et peut la compromettre.

Influence du milieu sur la détermination et le cours des maladies. — Le plus souvent, l'affection d'un organe, sujette à des alternatives de bien et de mal, ne provoque pas d'elle-même, ne comporte pas ces alternatives. A part les cas où elles se justifient par des causes matérielles nettement déterminées, la cause réelle peut en être cherchée et se trouve très souvent dans une modification du milieu où le malade est placé. L'organe affecté offre au mal la possibilité de se développer; la cause réelle, déterminante, agit sur l'organe, qui se montre plus ou moins sensible à l'influence qu'il subit, sans l'avoir provoquée lui-même. La circulation sanguine est le véhicule de cette cause qui ne réside que trop souvent dans la qualité de l'air respiré. La prédisposition à la maladie est plutôt une cause latente, une menace ; le mauvais milieu devient la cause circonstancielle, déterminante, dont l'action peut être prompte ou lente et progressive, suivant les cas.

Influence sur l'action des microbes. — On se préoccupe avec raison de l'intervention et de l'action funeste des microbes et l'on s'entoure à cet égard des précautions les plus minutieuses et les plus légitimes. Sans diminuer en rien l'importance de cette intervention et en lui attribuant, au contraire, toute l'influence qu'elle comporte, pourquoi n'accorderait-on pas une égale attention à celle que peuvent avoir sur l'économie générale les gaz toxiques introduits par les voies intérieures de la circulation et se diffusant à doses répétées dans tous nos tissus ? Il y a, en effet, entre ces deux points de vue une grande connexité, le sang, qui, dans ce dernier cas, cesse d'avoir sa composition normale, devenant un milieu favorable au développement et à la multiplication de la plupart des microbes.

Le microbe n'est guère qu'une semence, un germe capable de donner naissance au mal ; mais il lui faut, comme à toute semence, pour se développer, un milieu favorable. Or, il n'est pas douteux que les phénomènes d'intoxication que nous avons énumérés suffiraient à favoriser, dans la plupart des cas, cette cause latente et à devenir eux-mêmes la cause déterminante de l'éclosion et du développement du mal.

Certains microbes, ne pouvant exister et se multiplier que dans un milieu insuffisamment pourvu d'oxygène, ne provoquent-ils pas en nous, lorsqu'ils y trouvent ce milieu approprié, des fermentations, des décompositions, des réactions pouvant avoir pour conséquences la plupart des anomalies de nos diverses fonctions ? Leur développement dépend du degré de raréfaction de l'oxygène dans nos tissus et ils ne deviennent agents effectifs que lorsque cette raréfaction leur permet d'y poursuivre leur évolution et d'y accomplir leur œuvre en se multipliant plus librement. La lutte de nos tissus, de nos cellules, contre les microbes n'a-t-elle pas pour principal auxiliaire l'oxygène, qui, activant nos combustions au sein même de ces tissus, y détruirait ces microbes par le seul fait de l'énergie de ces combustions. Si l'air respiré contient en excès des gaz, qui atténuent cette énergie, l'action destructive de l'oxygène sur les microbes devient insuffisante, l'envahissement par ces derniers se développe, se généralise, et leur influence néfaste s'exerce librement.

Au lieu d'admettre uniquement une disposition instinctive des globules blancs du sang à livrer bataille à certains microbes, nous serions porté à croire aussi que, par affinité chimique, l'oxygène transporté par ces globules attaque avec énergie ces microbes pour en opérer la combustion. Ainsi s'expliquerait facilement l'échec de ces globules, leur infériorité dans la lutte, par le défaut d'intensité du courant d'oxygène dont ils sont les transporteurs, lorsque l'air respiré contient des gaz étrangers qui en altèrent la pureté. N'y a-t-il pas dès lors une connexité toute naturelle entre l'évolution des divers microbes et l'état du milieu atmosphérique mis en nous à leur disposition par notre système circulatoire.

Si, à l'aide de complications et de précautions difficiles à prendre dans beaucoup de cas, on arrive aujourd'hui à atténuer, dans une certaine mesure, la propagation des microbes pouvant nous atteindre, il est certain que l'on ne peut et ne pourra jamais les supprimer complètement. N'est-il pas dès lors logique, à défaut de moyen radical pouvant exclure cette mauvaise graine, de chercher au moins à immuniser le plus possible le terrain dans lequel elle peut se développer et exercer ses ravages? Ce terrain, c'est notre organisme. Un moyen de le protéger, c'est de le placer dans les conditions réunissant le plus possible les éléments de son fonctionnement normal et, pour cela, de lui éviter toutes les occasions pouvant modifier en mal la composition normale de l'air pour lequel il est constitué.

Ventilation malsaine de la chambre de malade. — Un précieux auxiliaire du médecin, mais aussi son plus dangereux adversaire, c'est l'air de la chambre du malade suivant qu'il est pur ou vicié. Si l'on veut bien se pénétrer des multiples occasions et causes d'altération de cet air, que nous avons décrites, et de celles analogues que nous passons sous silence, on s'explique la soudaineté et la gravité de certains changements qui se produisent dans le cours des maladies ou indispositions.

Qu'on veuille bien ne pas oublier que, à l'état normal, nous respirons 25,000 à 26,000 fois et que notre cœur bat plus de 100,000 fois par vingt-quatre heures. A chacun de ces actes correspond un bon ou un mauvais effet sur tous nos organes, suivant la qualité de l'air dont nous faisons usage.

Le plus souvent, en saison froide, le feu est allumé et entretenu d'une façon permanente dans la chambre du malade. S'il y est ardent, il appellera les mauvais gaz provenant des diverses sources que nous avons signalées. Nous avons vu que l'éloignement des points de production des gaz nuisibles peut retarder un instant leur arrivée dans la chambre, mais ne l'empêche pas. Les corridors et les chambres, même fermées, qu'ils ont à parcourir, y compris celle du malade, constituent dans leur ensemble un vaste tuyau d'appel, de forme bizarre, dans lequel ils cheminent plus ou moins vite, soit librement, soit à travers les joints, mais d'une façon continue. Suivant les circonstances multiples qui peuvent se produire, la qualité de l'air fourni au malade peut varier dans des limites très étendues et devenir, pendant des périodes plus ou moins prolongées, assez mauvaise pour compromettre sa situation.

Les précautions recommandées et prises

dans beaucoup de cas, pour éviter le froid, viennent encore accroître le danger. On tient les portes et les fenêtres soigneusement fermées, on multiplie et force les feux. On augmente donc la production des gaz funestes et on s'oppose à leur évacuation.

Si le feu de la chambre du malade est ardent et manifeste un bon tirage, on en conclut simplement qu'il y a un renouvellement d'air énergique, une bonne ventilation. Cette croyance est le plus souvent erronée et tient à ce que; sans approfondir suffisamment la question, on s'appuie sur cette affirmation mal comprise ou mal expliquée : « La cheminée avec feu allumé est un appareil de ventilation. » Oui, certes, sauf les restrictions qui résultent des divers cas de tirage renversé que nous avons signalés. Mais la ventilation qu'elle procure peut être bonne ou mauvaise. Bonne, si l'air qu'elle entraîne dans la cheminée est remplacé dans la chambre par une introduction d'air plus pur que celui qui en sort; mauvaise, dangereuse même, si c'est le contraire. Or, ce dernier cas est plus fréquent que l'on ne pense. Nous avons précédemment signalé la mauvaise influence des cheminées sans feu ou dont les feux ont des intensités différentes. Nous avons vu aussi comment se comportent les cheminées sans feu pendant la saison chaude. Nous avons étudié l'influence des mauvais voisinages. Dans ces divers cas, la ventilation que nous supposons active dans la cheminée de la chambre du malade ne peut introduire dans cette chambre qu'un air vicié et malsain. Il y a lieu, alors, de s'opposer aussi complètement que possible à cette introduction et de renouveler l'air par d'autres moyens.

Périodicité des crises. — Nous avons vu que les cuisines, non seulement celle du logement qu'on habite, mais celles du voisinage, sont des sources très abondantes de gaz toxiques.

En rapprochant ce fait de certaines constatations, jusqu'ici, croyons-nous, généralement inexpliquées, faites dans la plupart des maladies, on arrive à les interpréter avec assez de vraisemblance et à confirmer ainsi la grande importance de la question qui nous occupe. Les malades éprouvent assez généralement des aggravations, des crises périodiques à des heures presque régulières. Rien, dans l'examen physiologique de nos organes, ne justifie cette bizarrerie. Mais, si l'on compare ces heures avec celles auxquelles se préparent d'ordinaire les repas, on constate que, dans la plupart des cas, il y a presque coïncidence. Avant les heures de repas, on allume ou on active les feux de cuisine, ce qui détermine dans l'atmosphère, d'une manière générale, un accroissement considérable des dégagements toxiques. Les crises se trouvent ainsi provoquées et se déclarent, plus ou moins rapidement, suivant la nature de l'affection et suivant les circonstances de détail; mais leur périodicité suit assez approximativement celle de la préparation des repas, dans la généralité des cas. Si des crises plus répétées se manifestent, on peut souvent en trouver la cause dans des faits de même nature, quelquefois périodiques eux-mêmes à d'autres heures, ou accidentels. Nous voulons parler, par exemple, du voisinage de l'un des feux, autres que ceux de cuisine, que nous avons eu occasion de mentionner comme sources de gaz toxiques se répandant dans l'atmosphère.

Bizarreries dans l'allure des maladies. — L'intervention de ces diverses causes de trouble ne suffit-elle pas souvent à expliquer les alternatives si fréquentes, et quelquefois si peu motivées autrement, qui se produisent dans l'état des malades ? Pourquoi tel sujet, dont la maladie ou l'indisposition suivait une marche régulière d'amélioration, voit-il presque subitement son état s'aggraver et prendre une allure inverse, sans qu'il ait commis le moindre écart de régime ou de traitement ? Pourquoi tel opéré, dont l'opération faite habilement a réussi en tous points et dont la réfection des tissus se produit d'abord, à tous égards, dans les meilleures conditions, voit-il sa plaie, mise pourtant à l'abri de toute mauvaise influence extérieure, changer de nature, languir et s'aggraver, sans qu'il ait, lui non plus, modifié en rien les soins et les précautions du début? Bien souvent, nous oserions même dire le plus souvent, les uns et les autres ne font que subir les conséquences d'un changement survenu, à leur insu, et plus ou moins prolongé, dans la qualité de l'air qu'ils ont respiré.

Le matin, au réveil, certains malades, ou même des personnes en bon état de santé, éprouvent des malaises que rien ne semble justifier. Leur cause peut être attribuée tout simplement au mauvais air qu'ils ont respiré la nuit, dans une chambre close, air dont la qualité, progressivement viciée, devient encore plus mauvaise le matin, au moment où les divers feux du voisinage, en s'allumant, chargent l'atmosphère de leurs fumées et de leurs gaz toxiques. Si les cir-constances météorologiques viennent avec quelque persistance donner à ces conditions une intensité et une durée dépassant certaines limites, leur mauvaise influence peut devenir funeste.

On attribue volontiers à un changement de temps les aggravations subites ainsi constatées, sans discerner que, souvent, il ne les produit que par suite du désordre qu'il provoque dans l'allure des appareils de chauffage et de leurs dépendances.

Pour un observateur attentif et ayant quelques notions techniques il est facile de vérifier et de prévoir certaines de ces dépendances et relations de causes à effets. Aussi croyons-nous que les médecins, en attendant les trop lentes améliorations à espérer de la situation défectueuse que nous subissons, devraient se familiariser avec ces questions de physique, pour saisir rapidement, en pénétrant chez leurs malades, les détails d'aménagement de nature à fixer leur attention et pour donner à leur égard les conseils qu'ils comportent. Que de complications et d'aggravations on pourrait ainsi éviter ; que de malades on sauverait, si, au moment de les disputer à la mort, au moment où le moindre auxiliaire a le plus de valeur, on leur procurait un air plus pur, au lieu d'accélérer leur fin en les maintenant dans un milieu funeste même aux gens les plus valides !

Épidémies. — Si l'on veut analyser avec quelque attention certaines épidémies, pour lesquelles le caractère contagieux est quelquefois admis sans être nettement démontré, on est souvent déconcerté par la bizarrerie de leur naissance et de leur développement, que rien n'explique encore de façon satisfaisante. On a émis à leur sujet des hypothèses variées, dont les microbes fournissent, sans aucun doute aujourd'hui, les arguments principaux. Sans vouloir atténuer la responsabilité de ces transmetteurs insaisissables de tous les maux, nous rappellerons que leur intervention constitue l'apport de la semence, du germe, dont le développement et l'évolution dépendent du milieu plus ou moins favorable mis à sa disposition.

Explication de certaines bizarreries. — Comme conséquence, l'irrégularité et la bizarrerie d'une épidémie pourraient se légitimer et s'expliquer par l'irrégularité et la variété des phénomènes qui peuvent influencer la qualité de ce milieu.

N'est-ce pas aussi la bizarrerie, en effet, qui semble présider aux alternatives de qualité de l'air que nous respirons ? Elles ont tout au moins des causes le plus souvent indépendantes de notre volonté, de notre action personnelle et de notre perception, ce qui, finalement, nous porterait à les attribuer complaisamment à ce que l'on est convenu d'appeler le hasard, si ce simple mot pouvait nous satisfaire.

Ces alternatives, il est facile de le conclure de notre exposé, peuvent, suivant leurs causes, générales ou particulières, que nous avons examinées, se produire simultanément dans toute une contrée, ou seulement dans une région, une ville, un quartier, une maison, un logement même. Quoi de plus naturel, dès lors, qu'elles puissent déterminer le développement d'affections présentant un caractère d'épidémie, dont l'extension dépendra précisément de l'étendue sur laquelle se produit l'altération de l'atmosphère. Cette étendue peut varier dans des limites considérables et présenter des solutions de continuité bizarres. Elle dépend, en effet, elle-même de circonstances atmosphériques qui peuvent plus ou moins se généraliser ou se prolonger. Les centres de production de gaz toxiques sont plus ou moins rapprochés les uns des autres ou reliés entre eux, etc.

En s'appuyant sur ces considérations, en accordant à la question d'hygiène qui nous occupe l'importance qu'elle nous semble comporter et en attribuant à l'altération de l'air par les gaz de combustion l'influence indiscutable qu'elle exerce sur toutes les maladies, on s'explique, croyons-nous, d'une manière assez logique certaines bizarreries, qui, jusqu'à présent, ont paru dérouter les investigations dans la plupart des épidémies.

Choléra. — Citons, par exemple, le choléra ravageant tel quartier, épargnant le quartier voisin, s'attaquant à telles ou telles maisons non contiguës, épargnant celle qui les sépare, faisant plusieurs victimes à un étage d'une maison et n'atteignant personne aux autres étages, etc.

Fièvre typhoïde. — Pour la fièvre typhoïde, l'influence qu'exerce, pour la provoquer, la qualité des eaux potables n'est plus discutable. Mais n'est-il pas permis d'émettre l'opinion que cette influence pourrait bien n'être que relative et dépendante, pour son intensité, de la qualité de l'air respiré par les buveurs de ces eaux ? Un air normal ne leur permettrait-il pas, dans beaucoup de cas, d'en oxygéner suffisamment les éléments d'impureté pour n'en pas ressentir de la même manière les funestes effets ? Ne serait-ce pas grâce à l'intervention d'air plus pur, ou, en général, à de meilleures conditions intimes d'oxygénation que seraient épargnées les personnes, qui, en temps d'épidémie, échappent au mal tout en ayant subi les mêmes influences mauvaises ? Certains traitements curatifs aujourd'hui préconisés ne doivent-ils pas une large part de leur résultat à ce qu'ils compensent précisément l'insuffisance de l'oxygénation ?

Influenza. — L'influenza, ou la grippe, cette affection, sinon nouvelle, dont les manifestations et les conséquences ont du moins pris un caractère de fréquence, de généralisation et de gravité jusqu'ici problématique, ne se trouve-t-elle pas expliquée en grande partie, par l'intervention des phénomènes que nous avons étudiés ? Elle se déclare, le plus fréquemment, avec les symptômes de l'intoxication, et, si elle se complique d'une affection pouvant menacer l'existence, cette affection est elle-même, en général, sérieusement aggravée par la mauvaise qualité de l'air, qui, seule, suffirait souvent à l'occasionner.

La nouveauté, non de la grippe, mais de sa gravité et de sa généralisation, trouve également une justification dans les causes auxquelles nous la rattachons. Elle sévit à la campagne comme à la ville, sinon en cas aussi nombreux, du moins avec les mêmes caractères, tandis qu'autrefois elle y était à peu près inconnue.

Le fait nous paraît explicable. Depuis un certain temps déjà, à la campagne comme à la ville, les modes de chauffage subissent une transformation qui se généralise de plus en plus. Au lieu de l'âtre antique, ventilant plus qu'il ne chauffait, et dans lequel on ne brûlait que du bois flambant à toute volée, avec grand excès d'air, on a installé presque partout des poêles en fonte, des fourneaux de cuisine, toujours sans hotte, chauffés au charbon, servant à deux fins : à faire la cuisine et à chauffer le plus possible le local, sans ventilation. Tout ce que nous avons dit de ces appareils à la ville s'applique naturellement à la campagne. Ils y produisent les mêmes gaz toxiques, qui, le jour, n'incommodent guère qu'aux heures de repas, puisque le reste du temps on travaille plutôt dehors. Mais le soir, mais l'hiver à la veillée, on s'asphyxie en famille, et comme on ne veut pas *perdre la chaleur*, on se garde généralement d'aérer avant de se coucher. La campagne est au dehors, mais, à l'intérieur, on est comme à la ville, sinon moins bien. Les conséquences sont les mêmes si, par suite de circonstances accidentelles, on reste au logis trop longtemps pour que le bon air du dehors puisse remédier au mal.

Les conditions atmosphériques peuvent, sur des contrées entières, être telles que l'épidémie prenne un caractère général, la cause restant la même partout avec des variantes locales. Jadis le mal était connu, moins grave, et se manifestait en cas isolés ; aujourd'hui il prend parfois les proportions d'un fléau général, la cause que nous invoquons se multipliant de tous côtés et d'une manière progressive.

La marche du fléau d'une contrée vers une autre ne pourrait-elle pas s'expliquer simplement, dans certains cas, par l'itinéraire des phénomènes atmosphériques plutôt que par celui de voyageurs ou visiteurs, peut-être bien innocents du mal dont on les accuse d'être le véhicule ? Il est toujours facile et commode d'invoquer la contagion pour expliquer sans peine l'origine d'un mal. N'abuse-t-on pas un peu trop de ce diagnostic simplifié et ne serait-il pas au moins intéressant de se livrer à des observations méthodiques dans le sens que nous indiquons ?

Si, pour la peste, le choléra, la scarlatine, la rougeole, la coqueluche, etc., le doute n'est pas permis au sujet de leur mode de diffusion, il est loin d'en être de même pour la grippe. Et, d'ailleurs, lors même qu'il n'y a pas de doute sur la provenance d'une épidémie et sur la responsabilité du sujet qui en a été l'introducteur à son début, les conditions atmosphériques du lieu où il en a importé le germe ont la plus grande influence sur le développement qu'elle peut y prendre et inversement sur la rapidité de sa disparition.

Maladies isolées. Indispositions. — Des épidémies passons aux maladies isolées et aux simples indispositions. Pour les unes, depuis la vulgaire et passagère *mauvaise digestion,* jusqu'à certaines maladies chroniques, telles que *diabète,* certaines *affections de l'estomac, du foie, de l'intestin, diarrhée infantile,* etc., l'insuffisance d'oxygénation, accidentelle ou habituelle, suffit bien souvent pour les justifier, en expliquant par un défaut de combustion l'assimilation défectueuse, la transformation incomplète subies par les aliments dans ces diverses affections.

Pour les autres : *migraine, certaines névralgies, rhumatismes,* etc., accidentelles chez certains sujets, plus fréquentes, presque permanentes chez d'autres, on trouverait, le plus souvent aussi, à les expliquer par une intoxication, momentanée ou presque habituelle, à l'aide de gaz de combustion. On est quelquefois porté à attribuer la migraine à ce que l'on est convenu d'appeler le *surmenage*. Tout en reconnaissant à l'excès de travail l'influence qu'il peut comporter, indiscutable dans certains cas, nous nous permettons de dire, en nous appuyant sur une longue suite d'expériences et de constatations personnelles, que, le plus souvent, les mauvais effets du surmenage sont dus au milieu malsain dans lequel on s'y livre plutôt qu'au travail même qu'on y produit.

C'est au surmenage que l'on attribue l'état plus ou moins languissant des enfants à l'école, des employés de bureaux, etc. Bon nombre des uns et des autres ne produisent pourtant pas une somme de travail réputée excessive. Si le surmenage était seul en cause, la catégorie de ces derniers sujets, réellement peu surmenés, devrait avoir sur les autres camarades l'avantage d'une meilleure santé. Ils ne font malheureusement pas exception à la règle générale, et il n'est pas douteux que, dans ce cas encore, ce sont les appareils de chauffage et le défaut d'aération que l'on peut considérer comme principalement responsables. Les élèves ou les employés placés le plus près des appareils ou des bouches de chaleur sont les plus exposés aux effets des gaz nuisibles; tous ont à souffrir du défaut de renouvellement d'air. Il serait pourtant facile d'améliorer de façon méthodique cette fâcheuse situation trop habituelle, dont les graves conséquences ne devraient laisser personne indifférent. En ce qui concerne les élèves des pensions, collèges, lycées ou écoles, dont la santé ne saurait trop nous préoccuper, ne devrait-on pas appeler tout spécialement sur ce point l'attention du personnel dirigeant ou enseignant, afin d'organiser une surveillance constante des appareils de chauffage et une pratique raisonnée de fréquents renouvellements d'air?

Dans les casernes, ne trouverait-on pas souvent dans le sujet qui nous occupe l'explication de maladies, d'épidémies, dont la gravité et la généralisation seraient au moins diminuées, sinon enrayées, par une observation plus judicieuse des principes de l'aération? S'il fait froid et que la chambrée ne soit pas chauffée, on la tient trop souvent fermée, sans souci de l'altération de l'atmosphère. Si elle est chauffée, on pousse à l'exagération la marche de l'appareil de chauffage, plus ou moins défectueux, sans souci de l'intoxication. Ne serait-il pas de la plus élémentaire prévoyance de procéder méthodiquement, militairement, à de fréquents renouvellements d'air, pour atténuer les funestes effets de la vie en commun dans des locaux souvent mal aménagés?

Sans vouloir multiplier les citations, nous dirons un mot de l'*anémie*. Cet état aujourd'hui si répandu n'est-il pas le plus souvent la simple conséquence de conditions d'existence défectueuses au point de vue de l'air dont on dispose? Tel sujet anémique, qui peut même habiter un logement de grande apparence, de vastes dimensions, y vit habituellement, et à son insu, dans un milieu chargé de gaz toxiques. Ses quelques heures de sortie ne lui suffisent pas à réparer les mauvais effets qu'il subit le reste du temps, jour et nuit peut-être. Les affections ou maladies qui peuvent accompagner l'anémie sont volontiers considérées comme l'ayant occasionnée. C'est encore l'asphyxie partielle et presque continue qui peut être la cause commune de l'état défectueux.

Est-il besoin de citer l'affection dont sont tributaires de façon si évidente la plupart des vieillards et qui, apportant un trouble sérieux au fonctionnement de la circulation, diminue l'énergie vitale dont ils pourraient encore disposer et arrive à les rendre incapables de résister aux épreuves de la plupart des maladies? Nous voulons parler de l'induration des artères (*artério-sclérose*), dont les débuts, impossibles à constater, remontent le plus souvent pour chaque sujet à une époque assez ancienne, et dont la marche lente et progressive ne permet guère le diagnostic que lorsque la situation est à peu près sans remède. On est aujourd'hui bien fixé sur la cause de cette altération de nos tissus qui provient de l'action prolongée de l'oxyde de carbone.

Restriction et réserves relatives à nos observations. — Nous désirons que l'on ne se méprenne pas sur notre pensée en l'exagérant. Nous ne prétendons pas expliquer et justifier tous les maux en les attribuant exclusivement aux effets de l'intoxication et de l'asphyxie partielle auxquelles nous sommes si fréquemment exposés. Nous voulons seule imputer à ces influences la très grande part qu'on ne saurait leur contester et que, par simple habitude, on ne semble guère leur soupçonner. Il nous paraît hors de doute qu'elles concou

rent d'une manière très importante à déterminer la plupart de nos affections, qu'elles
suffisent à en déterminer, seules, un bon
nombre et qu'elles *les aggravent toutes sans
exception*. Elles précipitent la manifestation
de celles dont les germes peuvent pré-
exister en nous et qui, sans elles, pourraient
se maintenir plus longtemps à l'état latent.

Atavisme. — A ce sujet même nous
nous permettrons d'exprimer une réserve
sur la facilité trop grande peut-être avec
laquelle on invoque l'atavisme dans certains cas. Ne doit-il pas quelquefois céder
une partie de sa responsabilité à l'éducation
familiale ? Tel enfant, élevé dans la pratique de mauvais préceptes d'hygiène,
continue plus tard de lui-même à les appli-
quer, souvent avec exagération, et en
éprouve les mauvais effets dont les parents
avaient eu à souffrir avant lui et avec lui.
On est disposé à s'en prendre à l'hérédité
pour expliquer l'identité de résultat, si la
cause réelle échappe à l'observation. Il

peut y avoir simplement identité de cause sans grande prédisposition aux effets qu'elle produit.

Il suffit quelquefois d'un changement de milieu familial pour faire cesser un état de santé défectueux, attribué jusqu'alors à l'atavisme. Telle jeune fille, sujette, comme ses parents, à de continuelles migraines, atteinte comme eux d'anémie, etc., voit ces maux progressivement disparaître quelque temps après son mariage. D'un confortable exagéré, mal compris (mauvais calorifère surchauffé, défaut d'aération, etc.), elle est passée simplement à un mode d'existence plus hygiénique (pas de calorifère, aération satisfaisante).

Tuberculose. — Lors même que la prédisposition existe, il n'est pas douteux que les mauvaises conditions d'hygiène que nous avons spécialement examinées ont toujours une influence très notable sur l'éclosion et le développement du mal latent. Pour ne citer qu'un cas, auquel personne ne refusera d'attribuer la plus grande importance, peut-on hésiter à reconnaître que l'amélioration, même partielle, de ces conditions serait une arme puissante pour lutter contre la tuberculose, dont elles ne font que favoriser le développement et les ravages. L'application efficace du sanatorium au traitement de la tuberculose n'est-elle pas une preuve manifeste des heureux résultats à attendre de cette amélioration, que l'on pourrait qualifier de traitement préventif favorable à toute affection?

Appendicite. — Oserons-nous formuler notre pensée au sujet d'une affection qui ne fait que trop parler d'elle depuis quelque temps? L'appendicite. Ses causes sont encore ignorées; ses effets ne sont que trop connus. On ne peut lui refuser les caractères de maladie infectieuse, et par suite récuser à son égard la responsabilité des microbes. N'est-il pas admissible et logique que ces derniers doivent, dans ce cas comme dans d'autres, trouver plus qu'un auxiliaire dans la mauvaise qualité de l'air, qui, par l'intermédiaire de la circulation, se charge de favoriser leur développement? Les crises subites, les brusques alternatives de cette affection, les manifestations d'entérite qui les accompagnent ne s'expliquent-elles pas assez clairement par les altérations de l'atmosphère dans laquelle vivent habituellement ses victimes? On paraît être d'accord sur la coïncidence de son apparition avec celle de la grippe à l'état d'épidémie. Cette constatation rend pour nous légitime l'explication commune que nous croyons devoir attribuer, pour une grande part, à la provenance de ces deux affections.

CHAPITRE VII

RÉSUMÉ DE LA SITUATION GÉNÉRALE. CONSEILS

Le moment est venu de résumer la situation générale, dont nous avons exposé les détails, et d'en tirer quelques enseignements. Ne semble-t-il pas résulter de l'ensemble des faits signalés que l'atmosphère, dans laquelle nous vivons généralement, constitue un réservoir plus ou moins vaste dans lequel chacun de nous, au hasard, puise l'air dont il a besoin et rejette celui qu'il a vicié de diverses façons, sans trop se soucier de la nature du mélange mis ainsi à la disposition de tous. Cette manière de procéder frapperait davantage notre esprit et ne manquerait pas de nous révolter, s'il s'agissait d'un réservoir d'eau dans lequel chacun, indifféremment, puiserait l'eau destinée à son alimentation et déverserait celle provenant de ses diverses opérations de nettoyage. Quel que soit l'apport d'eau propre dans un tel réservoir, il ne contiendrait toujours que de l'eau plus ou moins sale. Il en est de même de la pureté de notre atmosphère.

Que nous importe la qualité moyenne. — Si encore on avait la consolation de pouvoir admettre que cette atmosphère fût un mélange intime, homogène, de cet air vicié et de l'air pur venant des environs, nous serions rassurés par les analyses que publient de ce mélange certains ouvrages. Il faut malheureusement ne pas nous bercer de cette illusion et nous en tenir à la réalité. Si nous sommes quelquefois, trop rarement, favorisés de cette moyenne, nous sommes bien souvent exposés au pire des éléments du mélange avant qu'il se soit amélioré. Nous pouvons dire sans exagération que nous sommes assez fréquemment, et quelquefois pendant des périodes assez prolongées, condamnés à respirer un air chargé à l'excès de gaz toxiques. Que nous importe donc que la qualité moyenne de l'atmosphère soit à peu près tolérable; ce sont ces périodes de véritable intoxication d'intensité variable qu'il nous intéresse de considérer, puisque nous les subissons en réalité. Elles accumulent en nous le mal dont les périodes plus favorables ne suffisent pas à conjurer les effets. Les sujets valides, respirant cet air fortement vicié, peuvent n'en être qu'indisposés, si l'épreuve ne se prolonge pas au delà de certaines limites; il rend malades les sujets moins résistants et abrège fatalement les jours des malades.

Si l'habitude de vivre dans un milieu aussi défectueux et le manque des notions nécessaires pour savoir en discerner les défauts empêchent la plupart des gens d'en percevoir même les variations les plus grossières, les conséquences n'en sont pas moins graves à leur égard et le mal fait quand même son œuvre, sans épargner personne. Tel malade, atteint d'une affection des voies respiratoires ou du cœur, sera sensible aux moindres variations de la qualité de l'air qu'il respire, tout en ne sachant peut-être pas leur attribuer directement l'influence qu'il en éprouve. Toute autre personne, en bon état de santé, pourra ne constater aucun effet immédiat de ces mêmes variations; elles exerceront néanmoins sur elle une action qui à la longue se manifestera par un résultat apparent, difficile à rattacher à sa véritable cause. Chacun de nous a donc un intérêt personnel à voir améliorer le plus possible les conditions défectueuses que nous avons passées en revue.

Utilité d'une entente. — Pour obtenir à ce sujet les résultats les plus satisfaisants, il serait d'ailleurs désirable de pouvoir compter sur l'action commune du plus grand nombre des intéressés, les efforts isolés ne pouvant produire que des corrections partielles, incomplètes. Bien que cette entente générale soit difficile à obtenir, il est permis d'espérer qu'elle finira par se réaliser, lorsque les gens compétents, convaincus de son opportunité, sauront s'unir pour la provoquer. En l'attendant et en la préparant, les actions individuelles peuvent intervenir très utilement et déjà procurer des atténuations très notables au mal actuel. Tout ce que chacun peut faire chez soi, en vue d'une amélioration qui lui soit personnelle, profitera à son voisinage et ne manquera pas d'entraîner des imitations intéressées dont l'ensemble finira par constituer un sensible progrès général. C'est ainsi que l'initiative individuelle pourrait faire beaucoup par elle-même et n'avoir que peu de choses à demander à l'intervention administrative pour la seconder en rendant obligatoires quelques prescriptions destinées à empêcher les indifférents ou les égoïstes récalcitrants de nuire à tout le monde sans utilité pour personne. Nous ne sommes certes pas partisan des entraves à la liberté

de chacun chez soi; mais la liberté individuelle a ses limites et ne doit autoriser
personne à nuire à tout le monde impunément.

Danger de l'indifférence. — Pour se
mettre résolument à l'œuvre dans la voie
que nous indiquons, il faut envisager la
question d'une façon absolue, mathéma-
tique, sans se laisser détourner du but à
atteindre en étant tenté d'éliminer pour
son cas personnel certaines des situations
que nous avons signalées, parce qu'on les
considère comme de peu d'importance, ou
parce que, ne sachant pas les apprécier ou
les constater, l'on croit échapper habituellement aux inconvénients et aux dangers
qu'elles occasionnent. Il ne faut pas perdre
de vue que, des faits physiques que nous
avons eu à signaler, les uns sont intermittents, de grande intensité, mais heureusement de courte durée, les autres, de faible
intensité, mais presque continus pendant
d'assez longues périodes, ce qui les rend

tous intéressants par la somme du mal qu'ils comportent. Ce serait commettre une erreur regrettable que de considérer les premiers comme des exceptions, les derniers comme quantités négligeables. Lors même qu'ils échapperaient tous le plus ordinairement au contrôle de nos sens, n'oublions pas qu'aucun de nos organes ne saurait échapper à leur action funeste. Chacun de nous a donc un intérêt direct et personnel à se défendre contre les différentes atteintes dont nous avons signalé la possibilité, lors même que, par habitude ou défaut de compétence, il n'en saurait apprécier les manifestations ou ne les constaterait qu'accidentellement, lorsque leur intensité les rend très apparentes.

La variété des situations, résultant de la grande diversité des installations, ne permet pas de donner des conseils absolument généraux, ni d'apporter beaucoup de méthode dans la classification de ceux que nous nous permettrons de formuler.

Notions sur la qualité d'une atmosphère. — Nous commencerons par quelques indications sur les moyens d'apprécier la qualité d'une atmosphère et sur ceux qui sont à la portée de tout le monde pour l'améliorer dans la mesure du possible sans avoir à modifier les dispositions du local que l'on habite.

Influence, très relative, des dimensions d'un local. — Une erreur très répandue consiste à croire d'une manière absolue que, enfermé dans un vaste local, on y est toujours en meilleure situation hygiénique que dans un autre de dimensions moindres. Cela n'est vrai qu'à certaines conditions rarement remplies et n'est pas contestable, lorsque, les deux locaux étant pourvus d'un air d'égale pureté, le plus vaste renferme un nombre de personnes inférieur à celui que comporte son cube comparé à celui du plus petit, et que l'atmosphère de l'un et de l'autre a pour seule cause d'altération la respiration des personnes enfermées, sans possibilité de renouvellement d'air. Mais si, comme il arrive si habituellement, une ou plusieurs des causes déjà signalées peuvent intervenir pour vicier l'air, la question de dimensions des locaux perd beaucoup de son importance. Le plus vaste peut même être le moins hygiénique, si son atmosphère subit de plus promptes ou plus fortes altérations sans correctifs suffisants. La salubrité d'un local habité dépend donc moins de ses dimensions absolues que de la facilité avec laquelle l'air s'y renouvelle et de la pureté de l'air intervenant dans ce renouvellement.

Erreurs habituelles d'appréciation. — On a généralement une notion très inexacte de la qualité de l'air que l'on respire. S'il n'a aucune odeur sensible et qu'il soit frais, on le croit pur. Or nous avons vu que le gaz oxyde de carbone qu'il peut contenir, qu'il contient trop souvent et qui peut le rendre dangereux à respirer, n'a par lui-même et par suite ne lui donne aucune odeur. L'acide carbonique est d'une saveur et d'une odeur à peine sensibles, à peine perceptibles. Mais ces gaz rendent pénible la respiration, et, comme ils sont généralement chauds au moment où ils se mélangent avec l'air, ils en élèvent la température. On dit alors volontiers *qu'il fait lourd* et *qu'il fait chaud*, sans avoir conscience que l'on subit, dans une certaine mesure, un commencement d'intoxication et d'asphyxie. Ces mêmes gaz refroidis sont tout aussi dangereux à respirer ; mais, dans ce cas, lorsque froids ils commencent à incommoder, on se plaint seulement de la lourdeur de l'air en s'étonnant qu'il ne fasse pas chaud.

La proportion de ces gaz contenus en mélange dans l'air se trouve, ainsi que nous l'avons dit et expliqué, augmentée par certaines circonstances atmosphériques, telles que l'humidité, le brouillard, un temps orageux, certains vents, une petite pluie, etc., qui ralentissent leur diffusion. Ils sont généralement abondants lorsque le froid oblige à se chauffer et par suite à en multiplier les sources de production. Méconnaissant leur funeste intervention dans beaucoup de cas, on est tout naturellement porté à attribuer leurs méfaits à ces circonstances atmosphériques, que la coïncidence fait considérer comme causes directes. Cette erreur a pour résultat fâcheux d'amener à prendre des précautions qui constituent un véritable cercle vicieux. Pour éviter le froid, le brouillard, le vent, l'humidité, etc., que l'on tient pour responsables du mal, on se confine en activant les appareils de chauffage, ou tout au moins en se privant de l'air pur, qui serait le plus efficace en pareil cas.

Confusion entre l'air et le froid. — En préconisant l'usage de l'air pur, en conseillant de prendre l'air, nous ne voulons pas dire prendre froid, ni s'exposer aux courants d'air. Nous disons seulement de se placer le plus possible dans des conditions permettant de respirer l'air le plus pur dont on puisse disposer, dût-on, dans ce but, renouveler souvent celui dans lequel on se trouve habituellement, s'il est ou devient moins pur que celui par lequel on peut le remplacer. Ajoutons à ce sujet que l'on commet assez généralement de grosses erreurs sur la manière de se réchauffer ou sur la crainte de prendre froid.

Comment nous nous réchauffons. — Pour nous expliquer sur ce point, il y a lieu de rappeler à ceux qui le savent et d'apprendre à ceux qui l'ignorent comment et pourquoi l'on a chaud et froid.

Notre respiration a en partie pour but et pour résultat, ainsi que nous l'avons vu, de produire en nous-mêmes, à l'aide de l'air de composition normale et d'une nourriture convenable, des combustions déterminant une élévation de température, un réchauffement. Ce réchauffement a pour objet de réparer les pertes de chaleur que nous subissons pour diverses causes et de maintenir à peu près constante notre propre température à 37 degrés centigrades. Placé dans un milieu de température inférieure à 37 degrés, notre corps perd de sa chaleur pour la transmettre à ce milieu ; si, au contraire, la température du milieu qui l'environne est supérieure à 37 degrés, il y conserve sa chaleur propre et tend même à l'accroître. Dans le premier cas, il éprouve une sensation de froid ; dans le second, une sensation de chaleur. S'il est exposé, sur l'un de ses côtés, au rayonnement d'un objet de température élevée et sur les autres au contact d'un milieu à basse température, il éprouve en même temps les deux sensations opposées, que le contraste rend pour lui plus impressionnantes. C'est ce qui se passe devant un bon feu dans une chambre froide.

Rôle des vêtements. — L'usage des vêtements, des couvertures, a pour but et pour résultat de régulariser la situation en s'opposant, dans une mesure qui varie avec leur substance et leur épaisseur, à cette perte ou à ce gain de chaleur. Un vêtement réputé chaud n'a pas pour mission ou pour aptitude de fournir de la chaleur au corps qu'il recouvre. Il n'en crée pas ; il ne fait que conserver celle que produit lui-même le corps.

Si l'air respiré n'est pas normal, les combustions qu'il alimente en nous sont imparfaites et la production de chaleur insuffisante. Si l'impureté de l'air dépasse certaines limites, il peut en résulter, au contraire, une production exagérée de chaleur; mais cet excès provient alors d'un état maladif, d'une fièvre, occasionnée par un véritable commencement d'état infectieux.

Pour se réchauffer, il ne faut donc pas se borner à se placer dans un air de température élevée sans avoir égard à sa pureté. En effet, s'il est impur, nous ne produisons en le respirant que peu de chaleur personnelle et ne pouvons compter que sur celle qu'il nous transmet lui-même par contact. Or, il ne nous la communique qu'extérieurement, et elle pénètre difficilement en nous, nos vêtements et notre corps étant mauvais conducteurs de la chaleur. En outre, elle est assez limitée, puisque nous ne pourrions respirer librement dans une atmosphère trop chaude ou dans le voisinage d'un appareil rayonnant trop de chaleur. Dans un air pur, au contraire, même s'il est froid, nous produisons nous-mêmes, en le respirant, une grande chaleur, et nous la produisons en tous les points de nos tissus ; nous nous réchauffons donc nous-mêmes intérieurement et extérieurement. Il nous suffit de nous bien vêtir pour conserver cette chaleur au fur et à mesure de sa production. Il va sans dire que, si nous pouvons nous tenir dans un air pur et chaud en même temps, nous facilitons encore notre réchauffement, en diminuant la cause de déperdition. Mais si, pour avoir de l'air pur, on ne peut se le procurer que froid, on doit y recourir quand même et le préférer à de l'air chaud moins pur. Seulement, pour ne pas prendre froid, on peut, comme nous l'indiquerons plus loin, procéder par renouvellements successifs dans une chambre chauffée et en prenant certaines précautions, notamment celle de se bien vêtir.

Ce que nous voulons dire dès maintenant, c'est que l'on peut impunément, dans la plupart des cas, si l'on est bien vêtu, respirer de l'air fréquemment renouvelé sans prendre froid, et que cet air plus pur, ou moins impur, entretient au contraire mieux la chaleur naturelle que ne le ferait un air plus impur et plus chaud.

Pour confirmer l'explication qui précède, rappelons que dehors, par un froid rigoureux, si l'on est bien vêtu, on supporte aisément ce froid. C'est que dehors le meilleur air active en nous les combustions, nous produisons plus de chaleur et, bien vêtus, nous la conservons. L'exercice musculaire que l'on se donne dehors en marchant contribue encore à accroître cette production de chaleur; mais, à moins d'exercice violent, c'est à lui que doit être attribuée la moindre part dans cette production. En voiture découverte, en effet, dans l'inaction complète et en bon air, si l'on est confortablement vêtu, on a plus chaud que dans la chambre au coin du feu, si la qualité de l'air y laisse à désirer. Il va sans dire que, dans les cas de froid excessif, exagéré par la vitesse du vent ou, ce qui est équivalent, par celle de la voiture, notre observation cesse d'être applicable, car il se produit alors un phénomène de congestion par suite duquel les fonctions de circulation ne sont plus normales.

Indices de mauvais air. — Avec un peu d'attention et en s'exerçant volontairement à apprécier la qualité de l'air que l'on respire, on arrive assez facilement à ne pas commettre les confusions dont nous avons parlé et à acquérir un certain raffinement de sens permettant d'en distinguer de minimes variations. On devient ainsi, il est vrai, plus exigeant sur cette qualité; mais cette exigence a au moins l'avantage de faire prendre plus de précautions contre les mauvaises conditions hygiéniques, qui ne proviennent trop souvent que de notre insouciance et de notre indifférence. Si l'on n'a pas encore acquis par l'observation et l'expérience cette faculté de discernement, il est des cas bien déterminés dans lesquels le doute n'est pas permis. Si l'on sent l'odeur de la fumée, de la suie, du soufre qui brûle (acide sulfureux), d'un mets pendant sa cuisson, etc., on peut être à peu près certain que l'on respire un air mélangé de gaz de combustion, car ces odeurs ne peuvent guère nous parvenir sans être accompagnées de ces gaz. Si, sans percevoir d'odeurs, on éprouve certaine difficulté à respirer, une fatigue subite de tête sans motif, il y a toute probabilité que l'on est dans cette même situation. Dans ces différents cas, il ne faut pas hésiter à changer l'air de la chambre, à la ventiler.

Moyens méthodiques de renouvellement d'air. — Pour renouveler l'air d'une manière efficace, il ne suffit pas, comme le font beaucoup de personnes, d'ouvrir ou d'entrebâiller dans la chambre ou dans son voisinage une fenêtre quelconque. On risque, en opérant ainsi, au hasard, d'introduire un air plus mauvais que celui que l'on veut améliorer. Ainsi il faut, presque toujours, se garder de prendre l'air des courettes, ou en général celui dont la qualité est le plus souvent suspecte. On doit choisir, quand on le peut, la source la meilleure et chercher à introduire l'air par la fenêtre le mieux située à ce point de vue. Si l'on se borne à entrebâiller cette fenêtre, le renouvellement est très lent, très incomplet, et il faut ainsi, pour obtenir un résultat souvent peu appréciable, attendre longtemps, ce qui peut, suivant les saisons, occasionner un assez grand refroidissement qui peut être malsain ou un réchauffement désagréable. Il vaut mieux, si la chose est possible, déterminer, en ouvrant largement deux fenêtres opposées, un violent courant d'air de courte durée, qui chasse rapidement l'air de la chambre en le remplaçant par celui du dehors. Le refroidissement ou le réchauffement produit n'est pour ainsi dire qu'apparent et très passager. La température des murs et des divers objets de la chambre n'a pas eu le temps de se modifier, et, à peine les fenêtres sont-elles refermées, que celle de la chambre redevient ce qu'elle était avant leur ouverture. Il va sans dire que, pendant cette ventilation, on doit se placer à l'abri du courant d'air.

Si les deux fenêtres opposées que l'on peut ouvrir fournissent de l'air pur, on les ouvre l'une et l'autre sans hésitation. Mais, si celui que peut fournir l'une d'elles est de mauvaise qualité et doit être évité, il faut constater d'abord dans quel sens s'établira le courant, pour n'utiliser cette dernière que comme issue d'évacuation. Pour cela, on commence par ouvrir la fenêtre par laquelle on désire introduire l'air que l'on

sait être le meilleur, on ouvre ensuite doucement l'autre et l'on ne tarde pas à sentir,
en restant très peu de temps auprès d'elle,
dans quel sens le courant d'air s'établit.
S'il est du bon sens, on le laisse continuer
le temps nécessaire au renouvellement
complet, et, pour refermer les fenêtres, on
commence par celle qui a été ouverte la
dernière, celle qui, dans notre hypothèse,
fournirait du mauvais air.

Si, en ouvrant cette deuxième fenêtre,
on a constaté que le courant est nul, ne se
détermine pas, il y a lieu de craindre qu'il
puisse osciller dans un sens ou dans
l'autre, suivant l'impulsion qu'il pourra
recevoir d'une circonstance imprévue.
Dans ce cas, il faut renoncer à ouvrir cette
deuxième fenêtre, qui pourrait introduire
le mauvais air. On doit y renoncer, à plus
forte raison, si l'on constate que le courant
s'établit nettement en entrant par elle pour
se diriger vers la première ouverte. Dans
ces deux cas, si l'on n'a pas à sa disposition d'autre fenêtre de sortie d'air satisfai-

sante, permettant d'établir un courant d'air
de bonne direction, on se contente d'ouvrir
seule la fenêtre par laquelle peut pénétrer
l'air pur. Si la saison permet de la maintenir grandement ouverte assez longtemps,
le renouvellement pourra s'opérer ainsi de
manière suffisante. Si le froid ou les exigences de la santé obligent à en limiter le
plus possible la durée, on activera et rendra
plus complet le renouvellement en agitant
en tous sens une serviette, un vêtement, etc., pendant l'ouverture de la
fenêtre.

Nous insistons, dans le cas de deux
fenêtres ouvertes, sur la nécessité de s'assurer chaque fois du sens dans lequel s'établit le courant. Il peut, en effet, pour un
local déterminé, être habituellement dans
tel sens et se renverser totalement dans
des circonstances très variables, suivant
les saisons notamment. Une porte de cour,
par exemple, suivant qu'elle est ouverte ou
fermée, peut changer le sens d'un courant, etc.

Beaucoup de personnes croient assainir dans les meilleures conditions la chambre qu'elles habitent en en laissant grandement ouverte la fenêtre, pendant plusieurs heures, en leur absence, tandis qu'elles la tiennent soigneusement fermée, dès qu'elles rentrent et pendant tout leur séjour, quelque prolongé qu'il soit. Elles pensent y avoir fait une copieuse provision d'air pour longtemps. Il devrait être superflu de réfuter cette erreur trop évidente. En procédant ainsi par les temps froids, on provoque un refroidissement sensible des parois, qui, après la fermeture de la fenêtre, retarde longtemps le réchauffement général. Par un temps chaud, on produit, au contraire, un réchauffement regrettable qui est également long à disparaître. On ne peut d'ailleurs introduire dans la chambre que le volume d'air nouveau qu'elle peut contenir ; dès qu'il a remplacé l'air primitif, toute nouvelle introduction devient inutile. Il vaut donc mieux laisser la fenêtre fermée, en son absence, pour conserver la chaleur ou la fraîcheur, et l'ouvrir en rentrant pendant quelques minutes pour aérer. Quel que soit l'excès de temps pendant lequel elle serait restée ouverte, l'air qu'elle contient se vicie ensuite tout aussi vite et la nécessité de son renouvellement ne se trouve en aucune façon différée.

Il vaut mieux renouveler plus souvent l'air pendant de courts instants que moins souvent en prolongeant la durée de l'ouverture. On évite ainsi, en hiver, le refroidissement des murs, ce qui est une des meilleures conditions de conservation de chaleur. Ces renouvellements d'air pratiqués plusieurs fois dans la journée, et plus ou moins fréquemment, suivant les conditions particulières, permettent d'atténuer dans une large mesure les inconvénients et les dangers que comporte une installation défectueuse.

Fenêtre ouverte la nuit. — Mais il n'est pas possible de procéder de même la nuit, et un seul renouvellement, quelque complet qu'il soit, effectué le soir, au moment de se coucher, est loin de suffire pour assurer une atmosphère satisfaisante jusqu'au matin. Aussi n'hésitons-nous pas à conseiller de laisser ouverte, ou au moins entr'ouverte toute la nuit la fenêtre de la chambre à coucher, lorsque son aération n'est pas assurée par d'autres moyens. Pratiquant personnellement cette méthode avec le succès le plus complet depuis de nombreuses années et ayant convaincu et entraîné par notre exemple des imitateurs également satisfaits, nous sommes à même de rassurer d'avance les personnes que peut étonner notre conseil et réfuter les objections qu'il ne manque pas de provoquer.

Expliquons d'abord que l'ouverture de la fenêtre peut être plus ou moins complète suivant l'état de la température à l'extérieur. Entièrement ouverte pendant la saison chaude, elle pourra n'être qu'entre-bâillée pendant les plus grands froids, et, dans ce dernier cas, le feu pourra même être maintenu pendant la nuit, moyennant certaines précautions pour en assurer le bon tirage, le but poursuivi n'étant pas de refroidir l'atmosphère de la chambre, mais d'en assurer la meilleure qualité par un renouvellement continu, lorsque ce renouvellement n'a pas été assez prévu dans l'aménagement des appareils de chauffage, ou qu'il ne s'y produit que dans de mauvaises conditions hygiéniques.

On doit d'ailleurs avoir soin de se couvrir dans le lit beaucoup plus qu'on ne le fait habituellement. Nous avons expliqué comment nous produisons et conservons la chaleur dont nous avons besoin. Il en résulte que, dans notre chambre à coucher, la fenêtre plus ou moins ouverte, si nous sommes bien couverts, nous n'aurons pas froid. Nous conservons la chaleur que nous produisons d'ailleurs dans de meilleures conditions, puisque nous respirons un air plus sain que si la fenêtre était fermée.

Le sommeil est en outre plus calme, l'agitation et les insomnies provenant le plus souvent du trouble que nous occasionnent, pendant un séjour prolongé dans une chambre fermée, la difficulté de respirer, les digestions défectueuses qui en sont la conséquence, etc. A l'appui de ces observations chacun connaît la satisfaction et le bien-être que l'on éprouve, au milieu d'une nuit d'insomnie, en ouvrant un instant la fenêtre et respirant l'air plus pur qu'elle laisse pénétrer. Cette simple manœuvre suffit souvent à rendre ensuite possible et calme le sommeil.

Répondant à une autre objection et invoquant le témoignage d'expériences, personnelles et autres, ininterrompues depuis nombre d'années, nous pouvons affirmer que ce régime ne peut avoir aucune action fâcheuse sur les yeux. Le raisonnement suffirait d'ailleurs à l'expliquer. L'ouverture de la fenêtre ne détermine pas un courant d'air rapide ou violent, mais un simple renouvellement lent et continu. Comment, dans ces conditions, les yeux fermés, serait-on plus exposé au mal que, les yeux ouverts, dehors, où la température est plus basse et l'air plus agité? Nous ajoutons même que les yeux se trouvent mieux de ce régime d'aération que de celui du confinement dans une atmosphère plus ou moins viciée. Nos organes de la vue sont, en effet, comme tous les autres, sous la dépendance de notre circulation générale, et par suite, directement influencés par la qualité de l'air que nous respirons. Aussi ne croyons-nous pas faire erreur en attribuant aux causes d'altération de cette qualité que nous avons passées en revue un certain nombre de leurs affections beaucoup plus répandues aujourd'hui qu'autrefois.

Chambres d'enfants. — Nous n'hésitons pas à préconiser ce régime d'aération des chambres à coucher même et surtout pour les enfants en bas âge. C'est certainement l'abus du mauvais air qui provoque et aggrave la plupart des maux des nouveaunés; c'est lui qui est en grande partie responsable de leur excessive mortalité. Souvent, dans l'intention de leur éviter le froid, on les enferme dans des rideaux soigneusement clos de tous côtés, on leur couvre le visage de voiles plus ou moins épais, lorsque l'on ne pousse pas la précaution jusqu'à leur emprisonner la tête sous les couvertures, de façon à ne plus voir s'ils ont encore un visage; on les entoure de boules d'eau, chaude à l'excès, jusqu'à provoquer de leur part la sensation de la brûlure, etc. Dans de telles conditions, même en ne les exagérant pas au point où nous les constatons pourtant fréquemment, le pauvre être ne tarde pas à ne respirer qu'un air vicié, qu'il corrompt lui-même de plus en plus, dans une chambre où, le plus souvent, on se garde bien de procéder à la moindre aération. Si un bon feu est allumé dans la cheminée, on croit que tout est pour le mieux. Nous avons vu ce qu'il faut penser de cette erreur trop répandue et combien est illusoire, si elle n'est pas funeste, une telle ventilation, lorsque l'air appelé par ce bon feu est de mauvaise qualité. Ainsi

intoxiqué dès sa naissance, et avec continuité, l'enfant ne tarde pas à s'acquitter de
ses diverses fonctions de façon tout à fait
anormale. On accuse son unique aliment,
le lait, sans penser que ce sont les conditions pitoyables dans lesquelles il se trouve
qui s'opposent à une assimilation normale.
On veut aussi augmenter les précautions
contre le froid; on ne fait qu'aggraver la
situation.

Il ne faut pas oublier que les exigences
des enfants sont, au point de vue de l'hygiène, plus grandes que celles des adultes,
en raison des besoins que comporte la confection de leurs tissus, leur croissance. La
fréquence de leur respiration et des pulsations de leur cœur n'est-elle pas la preuve
de l'activité de leurs fonctions et des exigences qui en résultent. Ils réclament de
plus fréquents renouvellements, d'autant
plus que la place qu'ils occupent souvent
dans la chambre les expose à souffrir davantage de la mauvaise qualité de l'air. Dans
une atmosphère calme, celle de la chambre

pendant la nuit, certains gaz malsains s'accumulent dans les parties basses, celles précisément qu'occupent les lits d'enfants. Ajoutons que, dans une atmosphère non renouvelée, le mauvais air se localise de préférence en certains points de la chambre, ce qui suffirait à expliquer pourquoi les santés de deux personnes, et notamment deux enfants, de même constitution et soumises au même régime, couchées dans la même chambre, en des lits distincts, peuvent se comporter de façon très différente.

Pour vaincre l'hésitation que l'on peut éprouver à tenir la fenêtre ouverte la nuit dans la chambre à coucher, nous pouvons conseiller d'en tenter l'essai dans la saison chaude. La satisfaction et les bons effets que l'on ne manque pas d'en éprouver, ne pourront qu'encourager à persister, et, l'habitude aidant, il sera facile de continuer, malgré l'arrivée de la saison moins chaude. On peut encore, comme mesure de transition, mais bien insuffisante, se borner, en commençant, à profiter d'une insomnie pour ouvrir largement la fenêtre, pendant quelques minutes seulement, de manière à opérer un renouvellement momentané.

Cas spécial de la chambre d'un malade. — Lorsqu'il s'agit de renouveler l'air dans la chambre d'un malade qui doit éviter le froid, il est facile de le faire, sans le moindre danger, en prenant les précautions suivantes. Couvrir avec excès le malade, lui couvrir même la tête à l'aide d'un linge plus ou moins épais, ou s'il éprouve de la difficulté à respirer, lui placer au-dessus de la tête un objet quelconque à clairevoie (un panier, une chaise, etc.) que l'on recouvre de linge ou de papier, de manière à lui enfermer la tête dans une sorte de cage et à l'isoler complètement du reste de la chambre. Ouvrir les fenêtres largement, dans les conditions déjà indiquées, agiter l'air pour en hâter le renouvellement, fermer les fenêtres, et ne découvrir le malade qu'un instant après, lorsque l'atmosphère a repris son régime de calme. Cette manœuvre faite très rapidement avec soin peut s'exécuter, non seulement impunément, mais avec grand profit dans la presque totalité des maladies.

Nous savons que cette pratique de bonne hygiène rencontre de nombreuses résistances, qui s'appuient plutôt sur des préjugés que sur un examen sérieux de la question. L'objection se résume toujours à ces mots : « Il faut bien se garder de faire prendre froid au malade. » Mais si l'on veut bien raisonner dans ses détails et expérimenter, le thermomètre à la main, la manœuvre que nous conseillons, en prenant toutes les précautions indiquées, on constatera que le malade n'a le contact de l'air froid à aucun moment et que, l'atmosphère de la chambre une fois au repos, la température ne s'en est pas sensiblement abaissée. Le résultat obtenu est tout autre. La qualité de l'air s'est de beaucoup améliorée par ce renouvellement qui ne dure qu'un instant très court. Le malade éprouve ensuite un notable bien-être à respirer et il n'est pas discutable que, quelle que soit son affection, elle n'aura qu'à bénéficier de ce changement.

Combien d'aggravations de maladies n'éviterait-on pas ainsi, que de fois ne conjurerait-on pas un dénouement fatal en se préoccupant plus qu'on ne le fait habituellement de la pureté de l'atmosphère! Est-il logique d'envoyer des tuberculeux dans un sanatorium respirer de façon continue de l'air à plusieurs degrés au-dessous de zéro, dont ils éprouvent des bienfaits indiscutables, non parce qu'il est froid, mais parce qu'il est pur, et de refuser à tant d'autres malades le moindre renouvellement d'air, même sans abaissement sensible de température? Nous ne saurions trop le répéter, ce refus obstiné provient d'erreurs d'observation et de raisonnement desquelles résultent des préjugés difficiles à détruire. La coïncidence assez habituelle des temps froids et humides avec la mauvaise qualité de l'air vicié par d'autres causes fait attribuer au froid et à l'humidité les méfaits du mauvais air et concevoir une véritable terreur à l'égard de tout ce qui peut provoquer un abaissement, même très minime et très momentané, de la température. Des tentatives d'aération, faites sans précautions suffisantes et suivies naturellement de mauvais résultats, ont pu d'ailleurs justifier cette terreur. On veut difficilement admettre que l'on puisse avoir chaud dans un local, tout en l'aérant souvent. On confond deux choses bien distinctes : renouveler l'air et prendre froid. On peut facilement réaliser l'une en évitant l'autre.

CHAPITRE VIII

CONCLUSIONS PRATIQUES

Pour apporter un remède radical à la fâcheuse situation générale sur laquelle notre travail a eu pour but d'attirer l'attention, il faudrait opérer une véritable révolution dans les idées invétérées, dans les habitudes et les usages. Il faudrait d'abord convaincre les intéressés, c'est-à-dire tout le monde, de vérités qui seront traitées d'utopies par le plus grand nombre ; nous ne nous faisons à cet égard aucune illusion. Il faudrait ensuite obtenir d'eux cette entente, dont nous avons parlé et qui permettrait de procéder avec ensemble à la satisfaction de tous. Un tel résultat est certainement irréalisable et l'on ne peut essayer, nous l'avons dit, que d'agir individuellement, sachant d'avance que, pour être moins complètes, les améliorations ne manqueront pas d'être pourtant très sensibles. Si, comme il serait logique de l'espérer, les premiers convaincus pouvaient être les médecins, leur intervention ne manquerait pas de hâter la solution, en raison de l'autorité qui s'attache à leurs conseils et de la confiance qu'inspirerait leur propagande.

Nous voudrions pouvoir émettre le vœu que, profitant de l'occasion qui se présente quelquefois de la création de tout un quartier nouveau, une société ou un syndicat, suffisamment convaincu, pût étudier l'installation de ce quartier en tenant compte des considérations que nous avons énumérées. Dans ces conditions, on pourrait, par exemple, combiner, soit pour le quartier dans son entier, soit en le fractionnant par îlots, des modes de chauffage et de ventilation, à l'aide d'installation centrale de production de chaleur, distribution et évacuation méthodiques, etc.

Précautions à prendre. — Sans prétendre, de longtemps encore, joindre à notre vœu la moindre espérance, nous compléterons notre étude par l'indication de quelques précautions à prendre, pour l'aménagement des locaux habités, afin d'atténuer, dans l'état actuel des choses, les inconvénients et les dangers que nous avons passés en revue.

Nous examinerons successivement deux cas bien distincts : 1° celui d'une construction nouvelle à établir; 2° celui d'une construction existante.

Construction nouvelle. — Un certain nombre des mauvais effets du chauffage, pour ce qui concerne l'intérieur des logements, proviennent de la dépendance entre elles des différentes parties de chaque logement, de l'irrégularité, de la variété des besoins d'air pour chacune d'elles et de l'insuffisance de la quantité de cet air mis à leur disposition respective.

Cheminée de chambre. — Nous avons

vu que, si, pour se mettre à l'abri du froid, on rend aussi hermétique que possible la fermeture des portes extérieures et des fenêtres, les différentes cheminées se disputent le peu d'air qui leur est attribué et font entre elles des emprunts et des échanges préjudiciables à la qualité de l'atmosphère du logis. Un remède qui résulte tout naturellement de ces constatations consisterait, tout en maintenant aussi hermétiques que possible les fermetures, à munir chaque pièce d'une prise d'air spéciale, prenant naissance sur la façade où cet air peut être de la qualité la meilleure et se rendant, non plus dans la cheminée, mais dans la pièce même, après son passage à travers un appareil de chauffage modéré; à donner à cette prise d'air des dimensions largement suffisantes pour satisfaire aux besoins de la combustion et à ceux de la ventilation. Elle devra être disposée de façon à ce qu'elle puisse être visitée et nettoyée à l'intérieur, pour constater ses détériorations possibles et éviter qu'elle se trouve obstruée, même partiellement, ne fût-ce que par une série de toiles d'araignées. Il va sans dire que la confection même de ces carneaux d'air doit être confiée à des ouvriers soigneux et surveillés attentivement pour pouvoir compter sur leur plus longue durée sans avaries.

Ventilation. — Chaque pièce, ainsi assurée de son alimentation en air aussi pur que possible, devra être munie d'un ou plusieurs orifices permettant d'évacuer l'air vicié, en le dirigeant vers des cheminées d'appel, à l'aide de conduits ménagés dans les murs ou les plafonds. Les ouvertures de ces orifices, comme celles des prises d'air, devront pouvoir se régler à volonté suivant les circonstances.

Appareils de chauffage. — Les appareils de chauffage à préférer sont ceux à eau ou à vapeur, dans lesquels, si l'on tient compte de nos observations (page 49), on n'a pas à craindre le mélange des gaz de combustion avec l'air à chauffer, ni le surchauffage exagéré de ce dernier. Il faut avoir soin de ventiler au moyen d'une cheminée d'appel le local de la chaudière, pour éviter que les mauvais gaz de ce local se répandent dans son voisinage. Nous indiquerons plus loin les précautions à prendre dans l'emploi des autres genres de chauffage.

Malgré l'installation des chauffages à eau ou à vapeur, on peut, pour les suppléer, en cas de réparations ou pour tout autre motif, avoir, en outre, dans certaines chambres, des cheminées particulières à feu. Il est essentiel de ménager pour chacune de ces cheminées la possibilité de fermer *hermétiquement* son orifice dans la chambre et avoir soin de le fermer toutes les fois que le feu n'y est plus allumé. Les prises d'air de ces cheminées devront être distinctes et n'avoir entre elles aucune communication possible.

La construction de toute cheminée doit être faite avec un soin minutieux dans ses moindres détails, afin d'éviter toute chance de communication entre son intérieur et celui des chambres dans les murs desquelles elle se trouve située. La moindre fissure dans un joint peut offrir un passage facile aux gaz de la cheminée même ou de ses voisines.

Ne pas exagérer les dimensions de l'orifice du foyer dans la chambre et disposer le départ de la colonne montante de la cheminée suivant les indications que nous avons données (page 36).

Cuisine. — La cuisine, ainsi que nous l'avons vu, est un lieu de production et de dilatation de gaz et de vapeurs. Elle doit donc être énergiquement ventilée, c'est-à-dire être pourvue de suffisants moyens d'évacuation de ces gaz et de telle façon qu'ils ne puissent se rendre dans les autres pièces du logement, ni dans l'atmosphère du voisinage.

Le fourneau pouvant beaucoup varier de nature, de dimensions, de position, suivant les préférences, les possibilités ou les besoins spéciaux, nous nous bornerons à donner les indications générales des moyens tendant à obtenir le résultat recherché, et laisserons à chacun le soin de varier les dispositions de détail suivant les cas.

Nous nous permettrons, à ce propos, une observation qui s'applique d'ailleurs à l'ensemble des travaux que comportent les divers aménagements dont nous nous occupons. Nous ne saurions trop recommander de faire un choix judicieux des personnes que l'on charge de ces travaux, en s'adressant à celles qui, par leur compétence et leurs connaissances techniques, sont à même, non seulement de les bien exécuter, mais de comprendre et interpréter les phénomènes physiques auxquels il s'agit de satisfaire ou dont il faut éviter la production.

La cuisine doit être pourvue d'une prise d'air dans les mêmes conditions que celles des autres pièces, ce qui permet d'en établir les portes et fenêtres fermant au besoin aussi hermétiquement que possible.

Elle doit avoir deux cheminées, l'une destinée à recevoir les fumées et gaz de combustion de l'intérieur du foyer, l'autre, de section plus grande que la première, destinée à évacuer les gaz et vapeurs qui se dégagent à l'extérieur du fourneau et à opérer la ventilation générale de la cuisine.

Pour que cette dernière cheminée remplisse son double but, il ne suffit pas, comme on le fait habituellement, de lui adapter une hotte surmontant le fourneau à une certaine hauteur et laissant libre de tous côtés l'accès de l'air entre elle et ce dernier.

Nous avons signalé (page 63) comment se comporte une telle installation, avec une cheminée insuffisante, il est vrai. Mais, si, dans le cas présent, la cheminée plus spacieuse permet d'obtenir un résultat moins mauvais, elle ne saurait quand même en assurer un satisfaisant. Aussi n'hésitons-nous pas à conseiller d'enfermer le fourneau dans une enveloppe ou cage, vitrée, faisant corps avec lui et aboutissant au pourtour de la hotte, ou prolongée de manière à constituer elle-même la hotte, dont la construction distincte deviendrait alors nutile. Les détails d'installation de cette cage varient naturellement avec la situation et les dispositions spéciales de chaque fourneau. Elle doit être aussi hermétique que possible, n'avoir que l'ouverture ou les ouvertures nécessaires pour permettre le travail courant sur le fourneau. Plus les dimensions de ces ouvertures seront réduites, mieux la ventilation sera assurée. Elles seront munies de portes, qui devront être de préférence roulantes ou à coulisses, et non à charnières, l'ouverture brusque d'une porte à charnières déterminant toujours un vide relatif qui aurait pour conséquence de faire sortir de la cage une partie des gaz qu'elle contient et de les introduire dans la chambre.

Notre intention n'est pas, dans cette étude, de nous étendre sur les détails de construction ; nous nous limitons aux indications qui nous paraissent les plus essentielles, laissant à la sagacité des constructeurs le soin de répondre aux exigences des situations variées qui peuvent se présenter. Nous leur signalerons néanmoins un fait qui pourrait échapper à leurs prévisions, c'est que le fourneau ainsi enveloppé peut cesser de constituer pour l'atmosphère de la cuisine, pendant la saison froide, un appareil de chauffage suffisant, s'il est de petites dimensions. Sans enveloppe, il la chauffe promptement, et, le plus souvent, trop énergiquement, grâce à son rayonnement, à son contact direct et au mélange qui se fait librement de gaz chauds et de vapeurs chaudes avec cette atmosphère. Avec enveloppe, ces sources de chaleur malsaine sont heureusement supprimées et la cage, dont la température extérieure est de beaucoup inférieure à celle du fourneau, ne suffit pas toujours à les suppléer pendant la saison froide. Il y a donc lieu de prévoir la nécessité de chauffer l'air d'une autre manière, ce qui est facile en faisant, par exemple, passer pendant la saison froide le carneau de la prise d'air à l'intérieur de la cage.

Nous irons d'avance au-devant d'une

objection que soulève notre proposition d'enfermer ainsi le fourneau. On peut craindre qu'il en résulte une gêne pour la cuisinière. Cette gêne, que nous n'avons pas manqué de prévoir nous-même, n'a pas l'importance que l'on s'imagine. Elle disparaît complètement après quelques jours d'usage. Une expérience de plusieurs années sur plusieurs installations nous permet de l'affirmer. Elle est d'ailleurs largement compensée par les améliorations obtenues pour la santé et le bien-être, non seulement des personnes habitant les logements où ces installations ont été faites, mais encore des cuisinières qui ne se trouvent plus exposées aux émanations intoxicantes du fourneau.

Les réchauds à gaz ou à pétrole devront être également placés sous de petites hottes-cages limitant l'admission de l'air qui leur est destiné et dirigeant à la même cheminée de ventilation leurs gaz de combustion et les vapeurs provenant des mets en préparation sur ces réchauds.

L'emploi des cages que nous venons d'exposer permet d'évacuer les gaz et vapeurs émis par les diverses surfaces du fourneau, si la section et le tirage de la cheminée spéciale sont suffisants. Pour ventiler en outre l'ensemble de la cuisine, il y aura lieu de ménager à la partie supérieure de cette pièce, et en dehors de la cage ou de la hotte, un orifice permettant de diriger dans la même cheminée l'air à expulser. Cet orifice et celui par lequel la cage communique avec la cheminée doivent être munis de registres destinés à les régler dans une certaine mesure, et à les fermer entièrement en cas d'arrêt prolongé du fourneau, pour éviter le rabattement du tirage de la cheminée de ventilation, que pourrait déterminer un appel énergique se manifestant autre part. Mais on aura soin de ne jamais tenir fermés ces registres pendant la marche en feu du fourneau.

Pour assurer un tirage régulier dans les cheminées de ventilation, soit de la cuisine, soit du reste du logement, il serait bon de les munir de ventilateurs, électriques ou autres, ce qui aurait en outre l'avantage de permettre de diminuer leurs sections. Le tirage des cheminées d'appel sans ventilateur est déterminé uniquement par une différence de pression, résultant elle-même d'une différence de température de deux colonnes d'air. Il est donc sujet à de trop grandes variations dépendant de circonstances fortuites pour que l'on puisse compter sur sa régularité. Notamment pendant les heures d'arrêt ou de ralentissement du feu, l'emploi du ventilateur est une garantie contre le renversement du tirage.

Dans le réglage de la ventilation de l'ensemble du logement, on devra faire en sorte qu'il ne puisse jamais y avoir appel de l'air de la cuisine vers les autres pièces, mais qu'il y ait, au contraire, un léger courant en sens inverse. Cette direction du courant une fois assurée, et pour le faciliter, il sera bon, contrairement à ce qui se fait ordinairement, de tenir fermées les diverses portes et fenêtres de la cuisine, sauf celle qui la met en communication avec le reste du logement.

Escalier. — L'escalier doit être ventilé en proportionnant la quantité d'air à lui fournir aux besoins que peuvent comporter sa disposition et sa destination spéciales.

Cet air sera introduit aussi pur que possible, et non pris au hasard à proximité. Si l'on a l'intention de le chauffer en saison froide, employer de préférence un appareil à eau ou à vapeur. Les autres systèmes demandent des précautions impossibles à réaliser pour éviter les dangers que nous avons signalés, surtout si l'on tient compte de l'inexpérience et de l'incompétence des personnes généralement chargées de leur direction.

Ces appareils devraient être conduits, en tout cas, avec modération et disposés de façon à fournir une plus grande quantité d'air moyennement chauffé plutôt qu'une quantité moindre à température plus élevée. Il n'est pas indifférent, en effet, de se procurer dans un local une température donnée en ayant recours à l'un ou à l'autre de ces deux moyens. Plus l'air que l'on chauffe au contact des parois des appareils est porté à une température élevée, plus il est malsain et souvent dangereux, pour plusieurs raisons, comme nous l'avons expliqué.

(Voir pages 47 et suivantes les diverses observations concernant les calorifères.)

Loge de concierge. — La loge de concierge et sa cuisine devront être aménagées avec les précautions que nous avons indiquées pour les logements en général. Elles constituent, en effet, un logement aussi intéressant que les autres malgré ses dimensions moindres, et les émanations qui en proviennent, malsaines pour la famille qui l'habite, se répandent par l'escalier et les cours dans les étages supérieurs. Chacun de nous constate journellement qu'il suffit d'une loge de concierge mal aménagée pour incommoder et intoxiquer toute une maison et même son voisinage.

Avant de quitter le sujet qui nous occupe (constructions neuves à établir) nous irons au-devant d'une observation que ne manqueront pas de faire certains lecteurs. Les détails spéciaux que nous conseillons augmentent, diront-ils, le prix de la construction et en diminuent par suite le revenu. Nous répondons que la dépense supplémentaire est bien peu de chose, eu égard aux résultats obtenus ; et ceux qui occupent les logements, devant profiter directement de ces résultats, faciles à apprécier, sont tout naturellement disposés à subir de ce chef une augmentation de loyer, qui est certainement moindre qu'on ne se l'imagine. Ne serait-il pas d'ailleurs plus logique de restreindre de préférence les frais occasionnés par la recherche du luxe et de l'apparat pour consacrer l'économie ainsi faite à la réalisation d'améliorations indiscutables, au double point de vue du bien-être réel et de la santé? Le résultat est certes plus humanitaire, ce qui devrait suffire à vaincre toute hésitation.

Constructions existantes. — Dans le cas, de beaucoup le plus général, où les logements existent déjà avec les défauts de nature à provoquer les faits que nous avons signalés, deux situations se présentent : l'habitant du logement en est le propriétaire, libre par conséquent d'apporter à ces défauts les corrections possibles ; ou il n'en est que locataire, obligé, pour certaines de ces corrections, de recourir à l'intervention du propriétaire. Nous croyons fermement que ce dernier devrait toujours, non seulement faciliter toutes modifications utiles, mais encore en prendre l'initiative lui-même, ne fût-ce que dans un but philanthropique et, en tout cas, dans son propre intérêt. Ses logements seront, en effet, d'autant plus recherchés qu'ils offriront aux preneurs de meilleures conditions d'hygiène, faciles d'ailleurs à faire apprécier.

Nous ferons néanmoins la distinction entre les deux cas.

Le propriétaire, qui a toute liberté, n'aura qu'à s'inspirer de ce qui précède, relatif à la construction neuve, pour le réaliser autant que possible, comme amélioration de sa construction existante. S'il ne veut pas se livrer à des modifications aussi radicales qu'il conviendrait de les faire, il pourra s'en tenir à celles que nous allons indiquer, compatibles avec une liberté d'action limitée.

Ventouses. — Vérifier chacune des prises d'air des cheminées. Changer l'origine de celles qui seraient disposées de façon à s'alimenter d'air de mauvaise qualité, et l'établir sur la façade la meilleure à ce point de vue. Faire apporter le plus grand soin à la confection des conduites d'air sous les planchers et à la réparation de celles existantes, afin d'y éviter toutes fissures pour l'avenir. Choisir, pour les établir, des situations indépendantes des murs de cheminées voisines, afin d'éviter des alternatives de dilatations et de contractions qui provoquent fatalement ces fissures. Leur donner de grandes dimensions, surtout à l'orifice d'entrée, la grille dont celui-ci est pourvu diminuant beaucoup sa section.

Faire en sorte que ces conduites puissent être visitées, nettoyées ou réparées facilement.

Nous avons vu que leurs détériorations sont difficiles à préciser et nous ne saurions trop insister sur les dangers qu'elles comportent.

Vérifier dans chaque pièce avec le plus grand soin les moindres joints de la cheminée. Ces joints, mal fermés, sont autant d'issues par lesquelles l'atmosphère de la cheminée peut communiquer avec celle de la chambre, soit directement, soit par l'intermédiaire des ventouses, même lorsque le mode de construction ne semble pas permettre cette communication. Il peut, en effet, se déclarer avec le temps, ou à la suite d'un surchauffage, des fissures intérieures qui la rendent possible. Il est facile de s'en convaincre en examinant une cheminée avec soin pendant sa démolition.

Appareils de chauffage. — Adopter de préférence, s'il est possible, les appareils de chauffage à eau ou à vapeur. Sinon, parmi les autres systèmes, choisir ceux qui permettent de maintenir à une température modérée leurs surfaces destinées au chauffage de l'air plutôt que ceux dans lesquels ces surfaces peuvent atteindre des températures élevées. Si l'on n'a pas le choix, et que l'on doive continuer à utiliser les appareils existants, on devra veiller avec soin à ce que le combustible incandescent n'y soit pas en contact avec les parois contre lesquelles doit circuler l'air à chauffer. Nous savons qu'en faisant cette recommandation nous sommes en désaccord avec un grand nombre de personnes, qui demandent, à tort, à tout appareil de chauffage de fournir le maximum d'effet dont il est capable, sans se soucier ou se douter des conséquences fatales d'une allure exagérée. Certains constructeurs, il est vrai, encouragent cette funeste erreur en imaginant et répandant des appareils de petites dimensions chauffant à l'excès de faibles volumes d'air. Ces systèmes, acceptables s'il s'agit de produire de la chaleur applicable à certains besoins matériels d'industrie, sont pitoyables, meurtriers, si cette chaleur doit être utilisée par des êtres animés.

Ce que nous avons dit des inconvénients et dangers résultant de l'emploi de la plupart des appareils de chauffage à combustion lente, mobiles ou fixes, nous amène naturellement à ne pas conseiller cet emploi, sans entrer dans la critique spéciale de tels ou tels systèmes, et sans méconnaître que certains d'entre eux, ayant subi des modifications utiles, peuvent, s'ils sont sagement conduits, offrir moins de dangers que d'autres. Il est, en effet, avéré que la plupart des personnes qui en font usage sont incompétentes pour bien diriger ou rectifier cette conduite. Il est donc plus prudent de leur conseiller de s'abstenir, de même que l'on se garde de confier tels objets aux mains des enfants, qui, par inconscience, peuvent en faire un emploi dangereux.

Les appareils de chauffage au gaz, au pétrole, à l'alcool, devront toujours être installés de manière que les gaz provenant de leur combustion se rendent directement dans une cheminée, dont l'ouverture dans la chambre soit fermée, ne laissant passage qu'au tuyau de dégagement de l'appareil.

Cheminées. — Si l'on ne peut pas ou ne veut pas, pour en éviter les inconvénients, avoir d'appareils à chauffer l'air avant son introduction dans la chambre, et que l'on se contente de la cheminée ouverte ordinaire, chauffant simplement par rayonnement, mais plus sainement, on devra néanmoins avoir pour chaque cheminée une prise d'air établie comme nous l'avons indiqué précédemment, devant pourvoir à l'alimentation de la combustion et à la ventilation. Cet air arrivant froid, il sera bon, pour en être le moins incommodé, de le recevoir dans le voisinage du foyer, au moins pour la part destinée à alimenter la combustion. On

diminuera ainsi de beaucoup le refroidissement. Quant à l'air de ventilation, on l'introduira au mieux, suivant les possibilités
résultant des dispositions du local.

Dans le cas même où les joints des fenêtres suffiraient à introduire l'air nécessaire à la combustion, il serait avantageux
d'établir la prise d'air aboutissant au foyer,
pour diminuer de tout ce qu'elle fournirait
elle-même la quantité à recevoir par ces
joints. Cet air froid est, en effet, inoffensif
s'il arrive près du foyer, tandis qu'il produit
un refroidissement s'il traverse la chambre
en petits courants rapides allant des joints
de la porte ou de la fenêtre à la cheminée.
On a donc tout avantage à maintenir ouverte la prise d'air et à fermer le mieux possible les joints des fenêtres.

Chaque cheminée doit être pourvue d'un
appareil de fermeture *hermétique* placé à son
orifice dans la chambre. On aura soin d'o-
pérer cette fermeture toutes les fois que le
feu cessera d'être allumé; et nous insistons
sur la nécessité qu'elle soit réellement her-

métique, sans se contenter de la fermeture des rideaux de tôle ou registres ordinaires, qui est tout à fait insuffisante. On ne serait dispensé de cette précaution que dans le cas, peu probable, où, pour assurer une ventilation constante, on aurait soin de maintenir dans la cheminée un tirage ascendant en y allumant un bec de gaz ou autre pendant toute la durée de l'extinction du feu, et encore cette ressource peut être tout à fait insuffisante. Il ne faut pas oublier, en effet, que, si, la cheminée restant ouverte après la cessation du feu, le tirage peut, dans certains cas, se maintenir quelque temps encore et continuer la ventilation, ce régime peut, par suite de circonstances imprévues, cesser brusquement et être remplacé par un tirage inverse, dont on ne s'aperçoit pas immédiatement. Il est donc plus sage de renoncer radicalement à cet aléa et de fermer toute cheminée sans feu.

Pour remédier aux mauvaises conditions de ventilation qui en résultent, on aura la ressource de renouveler l'air en totalité par le moyen que nous avons indiqué (page 166). On devra même opérer assez souvent ce renouvellement, sans attendre que l'on constate par une gêne à respirer ou tout autre symptôme que la qualité de l'air est devenue défectueuse. Ainsi que nous l'avons dit, ce renouvellement, pratiqué énergiquement et vivement, produit un refroidissement très peu sensible et de très courte durée, auquel on peut d'ailleurs se soustraire en quittant la chambre pendant qu'il s'y opère et n'y rentrant que lorsque le calme de l'air s'est rétabli.

Cuisine. — Dans presque toutes les maisons déjà construites, la cuisine n'a qu'une seule cheminée servant en même temps à évacuer les gaz de combustion du fourneau et à ventiler sa hotte, lorsqu'il en possède une. Bien que, avec cette installation défectueuse, il soit difficile d'obtenir des résultats aussi satisfaisants que ceux que comporte l'aménagement que nous avons conseillé pour construction neuve (pages 189 à 196), il est néanmoins possible d'améliorer beaucoup la situation.

Disons d'abord que, si les dispositions des locaux le permettent, on pourrait construire, en saillie sur les murs de la cuisine, soit à l'intérieur, soit à l'extérieur, des cheminées spéciales de ventilation.

Si l'on doit absolument se contenter de la seule cheminée déjà existante, on devra lui ménager, au départ, dans tout son parcours et à sa sortie sur le toit, la plus grande section possible, sans étranglement d'aucune sorte. On donnera au tuyau de fumée du fourneau la plus petite section qui lui soit nécessaire, on l'engagera de la plus grande longueur possible dans la cheminée et on l'y placera bien parallèlement à la direction de cette dernière, sans scellement pouvant obstruer une partie de l'espace libre restant autour de lui. Toutes ces précautions sont indiquées dans le but de laisser autour du tuyau une plus grande section à la disposition de la ventilation. Cette section restante devant encore être insuffisante, il y a, en effet, intérêt à lui conserver son maximum.

Le fourneau devra être enfermé dans une cage, comme nous l'avons expliqué (p. 191).

Mais, dans le cas présent, nous conseillons de ne pas placer de registre à la jonction de la hotte ou de la cage avec la cheminée, afin que l'on ne puisse jamais mettre le moindre obstacle au tirage de la ventilation déjà insuffisante. De cette disposition résulte certainement que, malgré la surélévation du tuyau de fumée du fourneau dans la cheminée, le tirage de ce dernier est un peu diminué Mais il reste encore très suffisant et, pour l'activer soit au moment de l'allumage, soit en cours de marche, on n'a qu'à fermer presque entièrement la cage.

Ajoutons encore que, eu égard à l'insuffisance supposée de la section de la cheminée, il ne sera guère possible de ventiler la partie de la cuisine extérieure à la cage dans les conditions que nous avons indiquées (page 195), à moins que l'on ne munisse cette cheminée d'un ventilateur pour renforcer et régulariser son tirage, ce que nous conseillons de faire dans tous les cas.

Si l'on ne veut pas recourir au ventilateur et que l'on ne puisse disposer que de l'appel naturel de la partie de cheminée réservée à la ventilation autour du tuyau, il sera bon de tenir closes aussi complètement que possible les portes et fenêtres de la cuisine, sauf sa porte de communication avec le reste du logement, afin qu'en marche normale l'air appelé par le fourneau vienne du logement à la cuisine. On peut ainsi éviter, et au moins on atténue, le courant inverse que ne manque pas de provoquer un excès d'air entrant facilement par les autres portes et fenêtres de la cuisine ou par leurs joints.

Les réchauds à gaz, à pétrole ou à alcool seront installés de manière à évacuer leurs émanations, soit dans la cage du fourneau, soit dans une cage spéciale analogue mise en communication avec la cheminée de ventilation et en ménageant un registre pour supprimer cette communication lorsque les réchauds sont éteints.

Escalier. — Pour le chauffage et la ventilation de l'escalier, nous ne pouvons que renvoyer à ce que nous avons dit (page 197). Si l'appareil de chauffage existe déjà et qu'il soit défectueux aux divers points de vue que nous avons examinés (page 50), nous conseillons de le remplacer par un autre plus hygiénique, à eau ou à vapeur. Si ce changement ne peut se faire, prendre, pour la conduite de l'appareil que l'on conserve, toutes les précautions que peuvent suggérer nos observations sur ce sujet. Éviter notamment le contact du combustible incandescent avec les parois auxquelles l'air doit emprunter sa chaleur ; entretenir un feu modéré et continu, plutôt qu'intermittent avec allure trop vive pendant certaines périodes ; supprimer tout registre ou toute clé sur le parcours des gaz de combustion ; éloigner le plus possible du foyer l'orifice de la prise d'air à chauffer et le placer de façon à l'alimenter de l'air le plus pur ; assurer la ventilation du local de l'appareil de chauffage par une cheminée d'appel.

Pour assurer le renouvellement de l'air de l'escalier, s'il est habituellement fermé, il est bon d'y ménager dans le bas une prise d'air, qui peut consister en une bouche de chaleur, s'il est chauffé, et dans le haut une ouverture permettant la sortie de l'air vicié. Cette ouverture doit être disposée de façon à ce que cet air vicié soit conduit à une hauteur suffisante au-dessus de toute fenêtre du voisinage.

Cheminées sur le toit. — D'après ce que nous avons dit (page 80) au sujet de la chute des fumées et gaz de combustion, au fur et à mesure de leur refroidissement, à leur sortie des cheminées, il serait très important de donner à ces dernières une assez grande hauteur au-dessus de la maison et des maisons voisines les plus élevées. Cette disposition, qui devrait être obligatoire et réglementaire, ne serait encore qu'un remède incomplet au mal signalé ; elle constituerait néanmoins une amélioration très notable, en attendant d'autres progrès sur cette même question. Les fumées et gaz, au lieu de se heurter à divers obstacles et de redescendre en masse compacte dans les cours et les rues, se diffuseraient et se mélangeraient, avant leur chute, avec un volume beaucoup plus grand d'air relativement bon. Ce mélange final, de qualité moyenne, exercerait sur la santé des effets de beaucoup moins nuisibles que ceux d'une atmosphère que, dans l'état actuel des choses, on est trop souvent forcé de respirer, en certains endroits, saturée de gaz toxiques.

Ce que nous disons des cheminées de maisons d'habitation s'applique à plus forte raison à celles des chauffages industriels avoisinant ces maisons. Et c'est avec intention que, dans nos préoccupations, nous ne séparons pas les fumées et les gaz de combustion sans fumée. Ces derniers présentent, en effet, des dangers au moins aussi grands, et, s'ils sont invisibles et souvent sans odeur, ils n'en sont que plus à craindre, parce que l'on se met contre eux moins en défiance. Aussi voyons-nous avec surprise que, dans certains règlements ayant pour objectifs l'hygiène et la salubrité, on vise plus spécialement la fumée et que l'on admette, par exemple, que des foyers brûlant du coke puissent être munis de cheminées beaucoup moins élevées que celles de foyers alimentés à la houille.

Appareils et installations divers. — Il ne nous appartient pas d'indiquer ici les moyens de remédier aux inconvénients et dangers provenant de certains appareils et de certaines installations que nous avons mentionnés (page 87). Il nous paraît pourtant facile d'améliorer sensiblement la situation, en ce qui les concerne, la tolérance dont ils sont l'objet nous paraissant être la principale cause du sans-gêne avec lequel ils portent réellement atteinte à la salubrité. Dût-on compliquer un peu ou grever de quelques frais accessoires les opérations ou les industries auxquelles nous faisons

allusion, on pourrait, dans l'intérêt général, mettre fin à bon nombre de ces déver-
sements inutiles de gaz toxiques dans l'atmosphère.

CHAPITRE IX

RÉFLEXIONS FINALES

Nous avons été entraîné malgré nous à donner à cette étude un plus grand développement que nous ne le pensions au début. Il y aurait encore plus à dire sur ce sujet spécial, malgré les limites restreintes que nous lui avons assignées. Nous avons exposé les résultats de nos réflexions et observations personnelles, avec le désir que leur divulgation puisse profiter aux personnes qui, peu au courant de ces questions ou leur étant même tout à fait étrangères, ont néanmoins le plus grand intérêt à les connaître. La minutie des détails qui constituent l'ensemble de cette étude pourra sur certains points paraître exagérée à ceux qui, peu habitués à approfondir l'examen des choses, sont trop disposés à ne pas croire aux constatations qu'ils ne savent pas faire eux-mêmes. Si leur état de santé actuel les rend encore peu sensibles aux atteintes du mal, leur incrédulité pourra leur sembler justifiée ; mais le temps fera son œuvre et, trop tard peut-être, ils se laisseront persuader, lorsque, à leur tour, ils pourront vérifier, à leurs dépens, que les plus petites causes peuvent entraîner de grands effets, grâce à leur action souvent répétée.

Utilité d'études complémentaires. — Nous étant livré isolément aux observations et aux recherches qui nous ont profondément convaincu de la grande importance de la question que nous venons de traiter, nous n'avons pas la prétention de croire le sujet épuisé et de limiter à nos quelques conseils ceux qu'il peut comporter. Aussi émettons-nous le vœu qu'il puisse se constituer une commission composée d'hommes de sciences, de médecins, d'architectes, d'ingénieurs, etc., qui, généralisant et développant l'étude au point de vue spécial indiqué, arrive à formuler des conclusions d'une autorité indiscutable. Elle pourrait, poursuivant des expériences déjà tentées, rechercher les procédés capables de réaliser l'absorption des fumées et gaz de combustion pour en éviter l'évacuation dans l'atmosphère. Cette solution, qui serait la plus radicale, nous paraît être celle de l'avenir. De ces travaux pourrait ressortir l'utilité d'une réglementation, qui, en généralisant les mesures à prendre, rendrait chacune d'elles plus efficace et empêcherait certains mauvais vouloirs ou certaines négligences de retarder le succès des efforts isolés.

Médecins. Architectes. — Qu'il nous soit encore permis d'exprimer un désir, dans l'ordre d'idées où nous sommes limité. Les professions de médecin et d'architecte sont, sans nul doute, celles dont le savoir intéresse le plus directement l'existence journalière de chacun de nous. Le médecin doit, par ses conseils et ses prescriptions, nous prémunir contre le mal possible et savoir interpréter la cause de celui que nous n'avons su éviter, s'il veut le combattre avec efficacité.

L'architecte doit réunir dans l'habitation qui nous est destinée les conditions répondant le mieux à nos exigences physiologiques; il doit, lui aussi, être à même de prévoir, à ce point de vue, les effets du moindre détail de construction et d'interpréter la cause possible de tout incident venant à se manifester dans la marche des installations auxquelles il a présidé.

Pour l'obtention du diplôme spécial à chacune de ces deux professions, les candidats ont à faire preuve de connaissances déterminées, notamment en physique. Mais un trop grand nombre d'entre eux, à l'égard de cette science, qu'ils sont tentés de considérer comme relativement très secondaire, ne voient dans les programmes d'examens que la nécessité d'obtenir une note, la meilleure possible, sans se rendre compte à l'avance de l'utilité de telle ou telle partie de l'enseignement, de son application plus ou moins directe à l'exercice de la carrière qu'ils recherchent. Limitant toujours notre observation au cadre de notre étude, nous exprimons le désir que, dans les cours spéciaux aux étudiants de chacune de ces carrières, on fasse ressortir cette application, en signalant tout l'intérêt qu'elle présente pour la pratique rationnelle de leur profession future.

Si, bien pénétré des quelques notions techniques nécessaires pour interpréter exactement et de sa propre initiative les divers détails des faits que nous avons passés en revue, chaque médecin, chaque architecte voulait bien leur consacrer l'attention qu'ils méritent, nous avons la sincère conviction que, l'hygiène générale s'améliorant dans de très notables proportions, un grand nombre d'indispositions seraient évitées, qui, provoquées par les causes, le plus souvent inaperçues, que nous avons signalées, deviennent maladies sérieuses s'aggravant toujours par les mêmes causes. La mortalité devrait donc décroître très sensiblement, surtout celle des jeunes enfants, la longévité augmenter au contraire et, comme conséquence, la dépopulation diminuer et faire place sans doute à un accroissement, dont on cherche de toutes parts à imaginer les moyens.

Puissions-nous contribuer dans une modeste mesure à provoquer de nouvelles recherches sur une question que nous jugeons si importante et que nous avons voulu traiter ici dans un but humanitaire. Nous ne nous faisons malheureusement pas d'illusion sur les difficultés et les lenteurs qui menacent notre propagande ; mais nous trouvons un encouragement suffisant dans notre certitude de nous attaquer à un véritable fléau, dont la réalité et la gravité finiront par se révéler aux plus incrédules comme notre propre expérience et nos observations constantes nous les confirment de plus en plus à chaque instant.

Quelque minutieuses que puissent paraître notre préoccupation et notre insistance, n'oublions pas que *les petits ruisseaux font les grandes rivières* et que nous respirons plus de 25,000 fois par jour ; notre cœur bat plus de 100,000 fois par jour.

NOTES

Ne voulant pas donner à ces notes un trop grand
développement, nous les limitons au strict nécessaire,
suffisant pour guider les lecteurs peu initiés. Nous
négligeons volontairement les phénomènes secondaires
ou accessoires qui, sans influence notable, ne sont pas
de nature à modifier l'interprétation des faits spéciaux
dont nous nous occupons.

1. — L'air qui nous environne et que nous respirons est un mélange de gaz dont le poids, quoique
minime, est appréciable et variable avec sa température. Nous pouvons dire, pour fixer les idées, qu'un
litre d'air, dans les conditions ordinaires, pèse environ
un gramme, ou qu'un mètre cube pèse environ un
kilogramme. (Le poids plus exact est : $1^{gr},29$ par litre,
ou $1^{kg},290$ par mètre cube, à la température de zéro et
à la pression de $0^m,760$.)

2. — Chauffé à l'état libre, un gaz se dilate, son
volume augmente. Refroidi, il se contracte, son volume
diminue. Si, par exemple, on chauffe un litre d'air pesant un gramme, de manière à ce que, en se dilatant,
son volume devienne deux litres, le poids de chacun de
ces deux litres d'air dilaté ne sera plus que d'un demi-

gramme, l'ensemble de ces deux litres pesant toujours un gramme. Le poids de *l'unité de volume* (un litre) est ainsi passé d'un gramme à un demi-gramme.

Si on refroid t les deux litres d'air dilaté pesant chacun un demi-gramme, de manière à ce que leur ensemble se réduise au volume primitif d'un litre, ce nouveau litre pèsera deux fois un demi-gramme, soit un gramme. Le poids de *l'unité de volume* (un litre) est ainsi passé, en se refroidissant, d'un demi-gramme à un gramme; il a doublé.

On peut donc dire. d'une manière générale, que, en liberté, l'air ou un gaz quelconque, en s'échauffant, devient plus léger, et, en se refroidissant, devient plus lourd.

3. — Deux colonnes d'air ou de gaz (fig. 7), *M* et *N*, de même hauteur verticale, communiquent entre

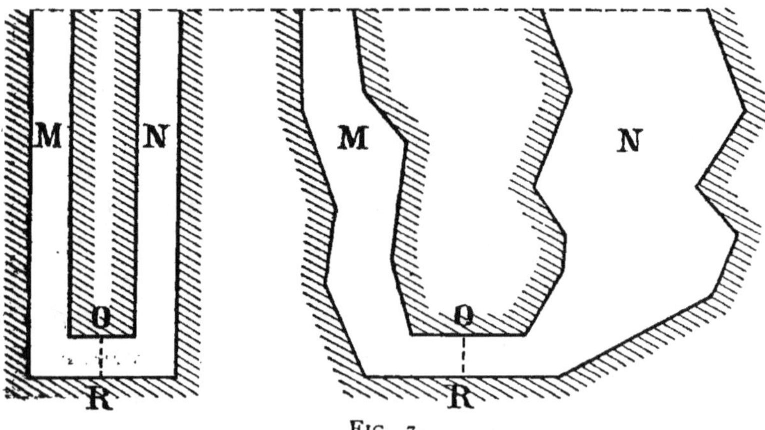

FIG. 7.

elles par le bas. Si l'on considère une tranche, *OR*, de

ce gaz, située dans la conduite de communication, chacune de ces colonnes exerce une pression latérale sur cette tranche qui se déplacera en obéissant à la différence des deux pressions, c'est-à-dire en se dirigeant de la colonne qui presse le plus vers celle qui presse le moins.

Or, on démontre, en physique, que ces pressions dépendent seulement de la hauteur verticale des colonnes et du poids de l'unité de volume du gaz que chacune d'elles contient, quelles que soient leurs formes et leurs sections. Si donc les deux colonnes sont de même hauteur, c'est celle qui contient les gaz les plus lourds qui exercera la plus forte pression sur la tranche OR et en déterminera le déplacement.

4. — Les pressions exercées sur la tranche OR étant indépendantes des formes des colonnes et de leurs dimensions horizontales, ce que nous venons d'exposer s'applique également au cas (fig. 8) où l'une d'elles, M, est enfermée dans un conduit rigide, un tuyau de cheminée, et l'autre, N, sans enveloppe, est constituée par une partie de l'atmosphère libre, la conduite de jonction entre ces deux colonnes étant une chambre, C.

Si la fenêtre F de la chambre est ouverte ou ne ferme pas hermétiquement, les deux colonnes M et N communiquent entre elles par la chambre C.

Si l'air ou les gaz de la cheminée M sont plus légers que l'air de la colonne atmosphérique N, la pression exercée par N sur la tranche d'air OR, au bas de la cheminée, sera plus forte que celle de M. Cette tranche se déplacera et un mouvement général s'établira de N

vers *M*. Le tirage de la cheminée aura lieu de bas en haut.

Si, au contraire, les gaz de *M* sont plus lourds que l'air de *N*, le tirage sera renversé.

Si, au bas de la cheminée *M*, se trouve un feu ardent, les gaz qui s'en échappent et emplissent la che-

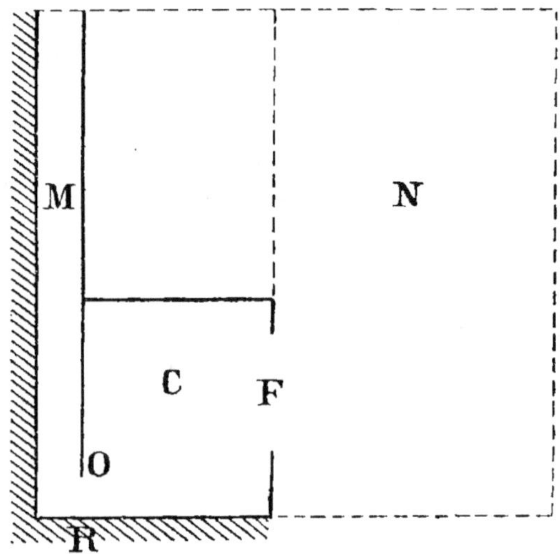

Fig. 8.

minée sont à une haute température, très dilatés et plus légers que l'air de la colonne atmosphérique *N*. Le tirage est ascendant dans la cheminée.

Si le feu s'éteint, la température s'abaisse en *M*, les gaz en se refroidissant se contractent, deviennent plus lourds ; la pression qu'ils exercent au bas de la cheminée peut arriver à dépasser celle qu'y exerce en sens inverse la colonne atmospherique *N*, et alors le tirage change de sens, devient descendant en M, ascendant en N; les gaz de la cheminée pénètrent dans la chambre et sortent par la fenêtre.

5. — Si l'on suppose la fenêtre et les portes de la chambre hermétiquement fermées et la cheminée complètement refroidie depuis quelque temps, il se sera établi entre l'intérieur de la chambre et celui de la cheminée un équilibre général. Dès qu'on allume un feu au bas de la cheminée, les premiers gaz chauds qui s'y produisent ont une tendance immédiate à s'élever, en vertu de leur légèreté relative. Mais la cheminée, bien placée pour les recevoir, leur présente, pour divers motifs (colonne d'air à refouler, frottements, etc.), une résistance qu'ils ne peuvent vaincre assez vite; ils se répandent en majeure partie dans la chambre, dont l'accès leur est plus facile.

Si, en ce moment, on ouvre la fenêtre, la pression de la colonne d'air extérieure N pourra, plus ou moins vite, suivant les circonstances, vaincre la résistance de la cheminée et y déterminer un tirage ascendant, qui cessera dès que l'on refermera la fenêtre.

Si la fenêtre ne ferme pas hermétiquement, comme nous l'avons supposé, les choses se passeront encore de même avec des variantes d'intensité.

Pour que les gaz chauds du foyer s'élèvent régulièrement et s'échappent par la cheminée, il faut : 1° fournir au feu assez d'air pour alimenter sa combustion, ce qui nécessite l'ouverture de la fenêtre ou d'une autre prise d'air venant du dehors; 2° déterminer le mouvement ascendant dans la cheminée en y diminuant le poids de la colonne d'air qui la remplit, ce qui s'obtient facilement en y faisant brûler, pendant un instant très court, à une certaine hauteur au-dessus du combustible, un morceau de papier. La flamme ainsi produite dégage en abondance des gaz chauds très légers qui prennent la place de la colonne d'air froid en la refoulant et l'entraînant vers le toit, sans pouvoir faire retour dans la chambre.

6. — Dans les notes qui précèdent, nous avons supposé l'air extérieur au repos. S'il est en mouvement, et que sa vitesse de déplacement soit modérée, les choses se passent encore comme lorsqu'il est au repos. Si sa vitesse est grande, il peut en résulter de sensibles modifications. Dans ce dernier cas, en effet, suivant la direction de son mouvement et les obstacles qu'il rencontre, il peut favoriser ou contrarier les phénomènes de déplacement de colonnes d'air. Mais ces modifications, qui ne sont d'ailleurs que momentanées et peuvent être souvent considérées comme des exceptions, ne font que compliquer ces phénomènes physiques sans les supprimer. Nous les négligeons donc avec intention pour ne pas donner à notre étude un développement inutile.

FIN

TABLE DES MATIÈRES

Pages

CHAPITRE III

CONDITIONS D'INSALUBRITÉ ET DANGERS DÉPENDANT DES APPAREILS DE CHAUFFAGE A L'INTÉRIEUR DU LOGEMENT

CHAPITRE IV

CONDITIONS D'INSALUBRITÉ ET DANGERS DÉPENDANT DU VOISINAGE ET DU DEHORS

CHAPITRE V

CE QUI SE PASSE EN SAISON CHAUDE

CHAPITRE VI

CONSÉQUENCES PHYSIOLOGIQUES

CHAPITRE IX

RÉFLEXIONS FINALES